全国高等教育药学类系列教材

江苏省高等学校重点教材

药物化学实验指导

（案例版）

YAOWU HUAXUE
SHIYAN ZHIDAO

牟杰　郭栋　主编

U0243672

化学工业出版社

·北京·

内容简介

药物化学是药物设计和开发的基础学科，对培养药学创新型人才至关重要，而药物化学实验技能与理论知识具有同等重要的地位。通过药物化学实验的学习，有助于学生理解药物化学的基本理论和基本方法，掌握药学专业所需的化学实验操作技能，具备从事药品生产与进行科学研究的基本能力。

《药物化学实验指导（案例版）》包含实验基本要求、基础知识和基本操作技能、基本药物合成实验、综合性药物合成实验、创新性药物合成实验和附录六个部分。教学内容根据学生的学习特点，整合临床用药实践、科研文献检索、药物合成、产物分离提纯和波谱解析，通过"三步走学习法"引导学生建立科学的思维方法和研究方法，为创新型药学人才的培养打下坚实基础。全书取材新颖、重点突出，可以满足药学专业建设国家一流专业的教学需求。此外，本教材依循药物发现和临床用药规则，采用案例教学模式，融合医理、医工、医文，培养学生的药学服务意识，树立药学职业道德，提高从业素质。

《药物化学实验指导（案例版）》可供药学本科生使用，也适合研究生选修以及从事新药的研究开发人员参考之用。

图书在版编目（CIP）数据

药物化学实验指导：案例版／牟杰，郭栋主编．——
北京：化学工业出版社，2022.9（2024.7重印）
全国高等教育药学类系列教材　江苏省高等学校重点
教材
ISBN 978-7-122-41486-1

Ⅰ．①药…　Ⅱ．①牟…②郭…　Ⅲ．①药物化学-化
学实验-医学院校-教学参考资料　Ⅳ．①R914-33

中国版本图书馆 CIP 数据核字（2022）第 085860 号

责任编辑：褚红喜	文字编辑：王聪聪　朱　允
责任校对：宋　玮	装帧设计：刘丽华

出版发行：化学工业出版社（北京市东城区青年湖南街 13 号　邮政编码 100011）
印　　装：北京科印技术咨询服务有限公司数码印刷分部
787mm×1092mm　1/16　印张 7¾　字数 170 千字　2024 年 7 月北京第 1 版第 3 次印刷

购书咨询：010-64518888　　　　　　　售后服务：010-64518899
网　　址：http://www.cip.com.cn
凡购买本书，如有缺损质量问题，本社销售中心负责调换。

定　　价：29.80 元

《药物化学实验指导（案例版）》
编写人员名单

主　　编　牟　杰　　郭　栋

其他编写人员　（以姓氏笔画为序）

吕　壮　　刘　玲　　安　琳

谷小珂　　郑友广　　曹旭东

魏群利

前言

党的二十大报告指出，教育、科技、人才是全面建设社会主义现代化国家的基础性、战略性支撑。努力在新征程上开创党和国家事业发展新局，必须坚持科技是第一生产力、人才是第一资源、创新是第一动力，深入实施科教兴国战略、人才强国战略、创新驱动发展战略，开辟发展新领域新赛道，不断塑造发展新动能新优势。药物化学是药物设计和开发的基础学科，对培养药学创新型人才至关重要，而药物化学实验技能与理论知识具有同等重要的地位。通过药物化学实验的学习，有助于学生理解药物化学的基本理论和方法，掌握药学专业所需的化学实验操作技能，具备从事药品生产与进行科学研究的基本能力。为此，紧跟新时代我国药学教育的发展规划和人才培养方案，基于"三基""五性""三特定"原则，以建设药学一流本科专业为目标，我们组织编写了《药物化学实验指导（案例版）》。本书的内容更加注重课程之间的交叉渗透，使基础知识与专业知识相结合，确保药学知识理论与方法与时俱进，以期能够不断提升药学专业学生的专业技能。

本教材包含实验基本要求、基础知识和基本操作技能、基础药物合成实验、综合性药物合成实验、创新性药物的合成、附录共六个部分，将临床用药案例分析、科研文献检索、药物合成、产物分离提纯和波谱解析相结合，以绿色化学理念贯穿药物化学实验的全过程。在培养学生扎实的药物合成技术的同时，通过"三步走学习法"引导学生建立科学的思维方法，掌握科学研究方法，树立环保意识。此外，本教材为案例式实验教材，引导学生带着问题去学习相关的理论知识，而教师可以通过 PBL、CBL 教学法，在学习过程中对案例进行分析解答。这种教学方法以学生为中心，教学方式具有典型性、趣味性和启发性等特点，能够充分调动学生学习的积极性、主动性和创造性。全书选取的实验内容与药学科学研究前沿紧密相连，教师可根据授课班级实际水平进行选择，突出理论联系实际，以利于学生掌握研究方法、拓宽研究思路。

参与编写本书的团队成员长期从事药物化学、有机化学和临床药理学的教学与科研，主编牟杰教授和郭栋教授负责教材设计和内容选编，编委魏群利主任医师修订了临床案例，谷小珂教授修订了基本药物合成实验部分、郑友广教授修订了综合性药物合成实验部分、曹旭东副教授修订了创新性药物合成实验、吕壮副教授修订了实验室基本要求、基础知识和基本操作技能部分、刘玲副教授修订了附录部分，此外，安琳副教授对本书的内容提供了宝贵的建议和意见。在本教材编写过程中，周婷、张煜城、侯琰琰、钱籽羽、凌心迪等同学进行了大力协助工作，在此一并表示感谢。2022 年初本教材被评为"江苏省高等学校重点教材"，期望本书能为更多的兄弟院校提供参考。

限于编者时间和精力有限，书中难免不足之处，肯请广大读者朋友们批评指正。

编者

2022 年 7 月

目录

第一章

实验基本要求

第一节　实验室安全

一、火灾预防与着火处理

在使用苯、乙醇、乙醚、丙酮等易挥发、易燃烧的有机溶剂时，如操作不慎，易引起火灾事故。为防止事故发生，必须随时注意以下几点：

① 操作和处理易燃、易爆溶剂时，应远离火源。易爆炸固体的残渣，须小心销毁（如用盐酸或硝酸分解金属炔化物）。不要乱丢未熄灭的火柴梗。对于易发生自燃的物质（如加氢反应用的催化剂雷尼镍）及沾有它们的滤纸，不能随意丢弃，以防其作为新的火源引起火灾。

② 实验前应仔细检查仪器装置的安装是否正确、稳妥与严密。操作要正确、严格，常压操作时，切勿使系统密闭，否则可能会发生爆炸事故。对沸点低于 80 ℃ 的液体，蒸馏时一般应采用水浴加热，不能直接用火加热。实验操作中，应防止有机物蒸气泄漏，更不要使用敞口装置盛放有机物进行加热。若要进行除去溶剂的操作，则必须在通风橱内进行。

③ 实验室内禁止储放大量易燃物。

④ 实验室中一旦发生火灾，切不可惊慌失措，应保持镇静。首先应立即切断一切室内火源及电源，后根据具体情况正确地进行抢救和灭火。常用的方法有以下几种：

a. 在可燃液体燃着时，应立即拿开着火区域内的一切可燃物质，关闭通风器，防止燃烧扩大。

b. 酒精及其他可溶于水的液体着火时，可用水灭火。

c. 汽油、乙醚、甲苯等有机溶剂着火时，应用石棉布或干砂扑灭。绝不能用水灭火，否则会扩大燃烧面积。

d. 金属钾、钠或锂着火时，绝不能用水、泡沫灭火器、二氧化碳、四氯化碳等灭火，可用干砂扑灭。

e. 电器设备、导线等着火时，不能直接用水及二氧化碳灭火器（泡沫灭火器）灭火，以免触电。应先切断电源，再用二氧化碳或四氯化碳灭火器灭火。

f. 衣服着火时，千万不要奔跑，应立即用石棉布或厚外衣盖熄，或者迅速脱下衣服；火势较大时，应卧地打滚以扑灭火焰。

g. 发现烘箱有异味或冒烟时，应迅速切断电源，使其慢慢降温，并准备好灭火器。千万不要急于打开烘箱门，以免突然通入空气助燃（爆），引起火灾。

h. 发生火灾时应注意保护现场。较大的着火事故应立即报警。若有伤势较重者，应立即送往医院。

i. 熟悉实验室内灭火器材的位置和灭火器的正确使用方法。

二、爆炸事故预防

① 某些化合物容易爆炸，使用时需特别注意。例如，有机化合物中的过氧化物、芳香族多硝基化合物和硝酸酯、干燥的重氮盐、叠氮化物、重金属的炔化物等，均是易爆物品，在使用和操作时应特别注意。含过氧化物的乙醚在蒸馏时有爆炸的危险，事先必须除去过氧化物。若存在过氧化物，可用硫酸亚铁的酸性溶液除去。芳香族多硝基化合物不宜在烘箱内干燥。乙醇和浓硝酸混合会引起极强烈的爆炸。

② 仪器安装错误或操作不正确，有时会引起爆炸。如果在常压下进行蒸馏或加热回流，仪器必须与大气相通。在蒸馏时要注意添加沸石、玻璃珠等防止暴沸，同时注意不要将物料蒸干。在减压操作时，不能使用不耐外压的玻璃仪器（如平底烧瓶和锥形瓶等）。

③ 氢气、乙炔、环氧乙烷等气体与空气混合达到一定比例时，会形成爆炸性混合物，遇明火即会爆炸。因此，使用上述物质时必须严禁明火。

④ 对于放热量很大的合成反应，要小心缓慢地滴加物料，并注意冷却，同时要防止因滴液漏斗活塞漏液而造成事故。

三、实验室自我防护

1. 中毒预防处理

实验中的许多试剂都是有毒的。有毒物质往往通过呼吸吸入、皮肤渗入、误食等方式进入人体导致中毒。处理具有刺激性、恶臭和有毒的化学药品，如 H_2S、NO_2、Cl_2、Br_2、CO、SO_2、SO_3、氢氟酸、浓硝酸、发烟硫酸、浓盐酸、乙酰氯等，必须在通风橱内进行。通风橱开启后，不要把头伸入橱内，保持实验室通风良好。

实验室中应避免手直接接触化学药品，尤其严禁手直接接触剧毒药品。沾在皮肤上的有机物应当立即用大量清水和肥皂洗去，切不可用有机溶剂洗，否则会使化学药品加速渗入皮肤。

溅落在桌面或地面的有机物应及时除去。如果不慎损坏水银温度计，洒落在地面上的水银应尽量收集起来，并用硫黄粉盖在洒落的位置。

实验室所用剧毒药品由实验中心主任负责保管，实验指导老师领取后适量发给使用人员，并将剩余药品回收。实验盛装有毒物质的器皿要贴标签注明，使用后及时清洗，经常使用有毒物质进行实验的操作台及水槽要注明，实验后的有毒残渣必须按照实验室规定处理，禁止乱丢。

在进行有毒物质实验时，若出现咽喉灼痛、嘴唇脱色或发绀、胃部痉挛或恶心呕吐、心悸头晕等症状时，则可能系中毒所致。视中毒原因施以相应急救后，立即送往医院治疗，不得延误。

2. 固体或液体毒物中毒

有毒物质尚在嘴里的应立即吐掉，用大量水漱口。误食碱者，先饮大量水再喝些牛奶。误食酸者，先饮大量水，再服 $Mg(OH)_2$ 乳剂，最后饮些牛奶。不要用催吐药，也不要服用碳酸盐和碳酸氢盐。

3. 重金属盐中毒

喝一杯低浓度（含有几克）硫酸镁的水溶液后立即就医。不要服催吐药，以免引起危险或使病情复杂化。

砷和汞化物中毒者，必须紧急就医。

4. 吸入气体或蒸气中毒

立即转移至室外，解开衣领和纽扣，呼吸新鲜空气。对休克者应当施以人工呼吸，但不要用口对口法，并立即送往医院急救。

5. 误食强酸强碱

对于强酸性腐蚀毒物，先饮大量的水，再服氢氧化铝膏、鸡蛋清；对于强碱性毒物，最好要先饮大量的水，然后服用醋、酸果汁、鸡蛋清。酸或碱中毒都需灌注牛奶，不要服催吐药。

6. 汞中毒

汞容易由呼吸道进入人体，也可以经皮肤直接吸收而引起累积性中毒。严重中毒的征象是口中有金属气味，呼出的气体也有金属气味；流唾液，牙床及嘴唇上有硫化汞的黑色；淋巴腺及唾液腺肿大。若不慎汞中毒，应送医院急救。急性中毒时，通常用碳粉或催吐药彻底洗胃，或者食入蛋白（如 1L 牛奶加 3 个鸡蛋清）或蓖麻油解毒并催吐。

7. 割伤、烫伤、灼伤的预防与处理

（1）玻璃割伤

一般轻伤应及时挤出污血，并用消过毒的镊子取出玻璃碎片，用蒸馏水洗净伤口，涂上碘伏，再用创口贴或绷带包扎；大伤口应立即用绷带扎紧伤口上部，使伤口停止流血，并立即送医院就诊。

（2）烫伤

被火焰、蒸气、红热的玻璃（铁器）等烫伤时，应立即用大量水冲洗或浸泡伤口处，从而迅速降温以避免高温灼伤。

对轻微烫伤，可在伤处涂些鱼肝油、烫伤油膏或万花油后包扎。若皮肤起泡（二级灼伤），不要弄破水泡，以防感染，应用纱布包扎后送医治疗；若伤处皮肤呈棕色或黑色（三级灼伤），应用干燥而无菌的消毒纱布包扎好，并立即送医治疗。

（3）被酸、碱或酚灼伤

① 皮肤被酸灼伤要立即用大量流动清水冲洗（皮肤被浓硫酸沾污时切忌先用水冲洗，以免硫酸水合时强烈放热而加重伤势，应先用干抹布吸去浓硫酸，然后用清水冲洗），彻底冲洗后可用2％～5％碳酸氢钠溶液或肥皂水进行中和，最后用水冲洗，涂上药品凡士林。

② 碱液灼伤要立即用大量流动清水冲洗，再用2％醋酸或3％硼酸溶液进一步冲洗，最后用水冲洗，再涂上药品凡士林。

③ 酚灼伤时立即用30％酒精揩洗数遍，再用大量清水冲洗干净后用硫酸钠饱和溶液湿敷4～6 h。由于酚用水冲淡为1∶1或2∶1浓度时，瞬间可使皮肤损伤加重而增强酚吸收，故不可先用水冲洗污染面。

④ 受上述灼伤后，若创面起水泡，均不宜把水泡挑破。重伤者经初步处理后，立即送往医务室。

（4）酸液、碱液或其他异物溅入眼中

① 若酸液溅入眼中，立即用大量水冲洗，再用1％碳酸氢钠溶液冲洗。

② 若碱液溅入眼中，立即用大量水冲洗，再用1％硼酸溶液冲洗。洗眼时要保持眼皮张开，可由他人帮助翻开眼睑，持续冲洗15 min。重伤者经初步处理后立即送往医院治疗。

③ 若木屑、尘粒等异物溅入眼中，可由他人翻开眼睑，用消毒棉签轻轻取出异物，或任其流泪，待异物排出后，再滴入几滴鱼肝油。若玻璃屑进入眼睛内，则是比较危险的，这时要尽量保持平静，绝不可用手揉擦，也不要让别人翻眼睑，尽量不要转动眼球（可任其流泪，有时碎屑会随泪水流出），用纱布轻轻包住眼睛后，立即将伤者送医院处理。

四、安全用电

实验中常使用电炉、电热套、磁力加热搅拌器、真空泵、烘箱等电器，使用时，应防止人体与电器导电部分直接接触。不能用湿的手接触电插头或手握湿的物体接触电插头。电热套内严禁滴入水等溶剂，以防止电路短路。

为了防止触电，装置和设备的金属外壳等应连接地线，实验后应先关仪器开关，再将连接电源的插头拔下。检查电器设备是否漏电应该用试电笔，凡是漏电的仪器，一律不能使用。

发生触电时的急救方法：①关闭电源；②用干木棍使导线与触电者分开；③使触电者与土地分离，急救时急救者必须做好防止触电的安全措施，手或脚必须绝缘。必要时进行人工呼吸并送医院救治。

第二节　化学药品和试剂的存储及使用

化学试剂中的部分试剂具有易燃、易爆、腐蚀性或毒性等特性，除使用时注意安全和按操作规程操作外，保管时也要注意安全，要防火、防水、防挥发、防曝光和防变质。化学试剂的保存，应根据试剂的毒性、易燃性、腐蚀性和潮解性等采用不同的保管办法。

① 一般单质和无机盐类的固体，应放在试剂柜内，无机试剂要与有机试剂分开存放。危险试剂应严格管理，必须分类隔开放置，不能混放在一起。

② 易燃液体：主要是有机溶剂，极易挥发成气体，遇明火即燃烧。实验中常用的有苯、乙醇、乙醚和丙酮等，应单独存放，要注意阴凉通风，特别要注意远离火源。

③ 易燃固体：无机物中如硫黄、红磷、镁粉和铝粉等，着火点都很低，应注意单独存放。存放处应通风、干燥。白磷在空气中可自燃，应保存在水里，并放于避光阴凉处。

④ 遇水燃烧的物品：金属锂、钠、钾、电石和锌粉等，可与水剧烈反应，放出可燃性气体。锂要用石蜡密封，钠和钾应保存在煤油中，电石和锌粉等应放在干燥处。

⑤ 强氧化性物品：氯酸钾、硝酸盐、过氧化物、高锰酸盐和重铬酸盐等都具有强氧化性，当受热、撞击或混入还原性物质时，可能引起爆炸。保存这类物质，不能与还原性物质或可燃物放在一起，应存放在阴凉通风处。

⑥ 见光分解的试剂，如硝酸银、高锰酸钾等，与空气接触易氧化的试剂，如氯化亚锡、硫酸亚铁等，都应存放于棕色瓶中，并放在阴暗避光处。

⑦ 易腐蚀玻璃的试剂：如氢氟酸、含氟盐、氢氧化钠等应保存在塑料瓶内。

⑧ 剧毒试剂：如氰化钾、三氧化二砷（砒霜）、氧化汞（升汞）等，应特别注意由专人妥善保管，取用时应严格做好记录，以免发生事故。

第三节　实验记录和实验报告书写要求

一、实验记录

实验记录是总结实验情况、分析实验问题和整理归纳实验结果不可或缺的基本环节，实验记录应记在专门的实验记录本上，应有连续的页码。所有观察到的现象、实验时间、原始数据、操作和后处理方法、步骤均应及时、准确、详细地记录在实验记录本上，并签名，以确保实验记录的完整性、连续性和原始性。实验记录可以反映每个学生的水平，是评分的重要依据。表1-1为案例版实验教学安排。

表 1-1　案例版实验教学安排

时间	教学环节	教学目的
14:00～14:30	教师设置情境,分组讨论,提问引导	在临床用药案例基础上,讲解实验目的、原理、装置、步骤,提出问题
14:30～14:50	清洁仪器,组装实验装置	选择仪器规格,搭建实验装置,提高规范性和效率
14:50～15:10	称量反应物,加入搅拌子	记录加入反应物料剂量、性状、顺序
15:20～18:00	观察、记录实验现象	对实验现象进行合理解释,总结规律

二、实验报告

实验完成后应及时撰写实验报告,以此培养学生总结归纳能力,增强判断、分析和解决问题的能力。表 1-2 为实验报告书写基本要求。

表 1-2　实验报告书写要求

实验日期:	实验人:	地点:	室温:

实验标题:

一、实验目的:实验具体任务和目的

二、实验原理:以路线图的形式展现实验主要原理、公式及应用条件,避免照抄实验讲义

三、实验器材:仪器名称、型号和药品的名称及浓度

四、实验方法:言简意赅地写出实验步骤,不要完全照抄教材实验内容,步骤中文字可用符号简化,设计合理的流程图。

五、实验步骤及实验现象:铅笔规范画出实验装置图。如实记录原始数据,避免照抄讲义,禁止捏造及抄袭他人实验数据。

(1)实验装置图

(2)实验步骤和现象

时间	操作	现象	解释

六、结果分析与讨论:写出实验结果,并进行分析。若涉及物理常数测定要报告结果平均值及标准偏差。

例如:理论产量=?;实际产量=?;收率=?%

熔点:____。

七、问题与思考:认真记录实验中的异常现象并分析原因,提出改进办法与建议,回答课后思考题。

下面各图为实验报告的范例,以供参考。

实验科目	药物化学		
实验序号	四	实验名称	盐酸普鲁卡因的合成

实 验 预 习 报 告

一、目的与要求

1. 通过局部麻醉药盐酸普鲁卡因的合成，学习酯化、还原水辛的反应。

2. 掌握利用水和二甲苯共沸恍水的原理进行羧酸的酯化操作。

3. 掌握水溶性大的盐类用盐析法进行分离及精制的方法。

二、原理：

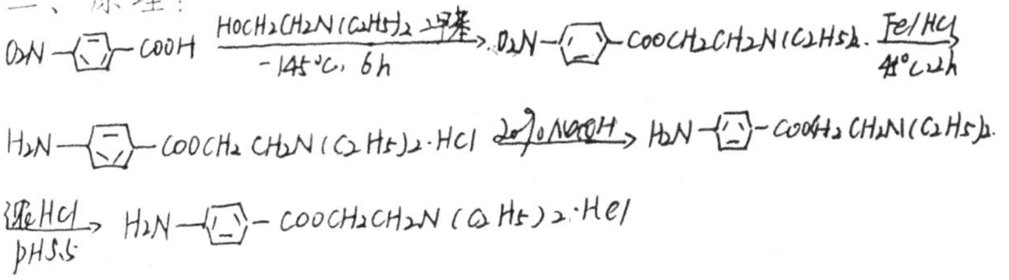

$$O_2N{-}\boxed{}{-}COOH \xrightarrow[-145℃, 6h]{HOCH_2CH_2N(C_2H_5)_2\ \text{二甲苯}} O_2N{-}\boxed{}{-}COOCH_2CH_2N(C_2H_5)_2 \xrightarrow[40℃, 2h]{Fe/HCl}$$

$$H_2N{-}\boxed{}{-}COOCH_2CH_2N(C_2H_5)_2·HCl \xrightarrow{20\%NaOH} H_2N{-}\boxed{}{-}COOCH_2CH_2N(C_2H_5)_2$$

$$\xrightarrow[pH5.5]{稀HCl} H_2N{-}\boxed{}{-}COOCH_2CH_2N(C_2H_5)_2·HCl$$

三、仪器和试剂：

(一). 对硝基苯甲酸-β-二乙胺基乙酯的制备

对硝基苯甲酸、β-二乙胺基乙醇、二甲苯.

(二). 对氨基苯甲酸-β-二乙胺基乙酯的制备

硝基化盐酸化合物、铁粉.

(三). 盐酸普鲁卡因的制备.

普鲁卡因、盐酸、食盐、保险粉.

四、实验方法：

1. 制备对硝基苯甲酸-β-二乙胺基乙酯.

2. 制备对氨基苯甲酸-β-二乙胺基乙酯.

3. 制备盐酸普鲁卡因.

药学院

实　验　报　告

[原料]: 对硝基苯甲酸. β~乙胺基乙醇. 二甲苯. 5%盐酸.

[实验步骤]:

时间	操作	现象
(2016.10.23)		
8:49	称10对硝基苯甲酸. 8.3mL β~乙醇. 100mL二甲苯. 放入三颈烧瓶中搭装置.	对硝基苯甲酸在油浴中不溶解.
9:06	开始加热. 控制温度在145℃	
9:25	由于电热套坏了. 又换5个电热套. 重新开始加热	
9:32	微沸. 书沸带水 4h	溶解. 溶液度浅黄
13:22	停上加热. 撤掉电热套. 冷却	
13:32	用冰水冷却. 加入230mL钼形瓶中.	有晶体析出
13:41	钼形瓶中加入140mL 5%盐酸. 用玻璃棒搅拌	溶液度乳白色.
13:51	抽滤. 取滤液. 用分液漏斗分液. 取下面那层	滤液多层
14:29	将上述得到的下层液体转移至装有搅拌器. 温度计的500mL三颈瓶中. 搅拌下用20% NaOH 调节 pH至 4~4.2.	
15:02	抽滤铁粉. 快速将铁粉干燥. 于25℃分以次加入. 反应剧烈. 温度自动上升. 控制温度不超过70℃.	溶液颜色从浅黄度偏暗. 铁粉加入后度褪色
15:21	铁粉加毕. 于45~70℃. 保温反应2h.	溶液度黑
16:23	抽滤. 滤液以稀盐酸调取至pH5.	
16:45	滴加饱和Na2S. 溶液至pH 7.8~8.	溶液胶有塑料及沉淀
16:56	抽滤. 滤液以稀盐酸酸化至pH6	溶液变全部消失. 黑施
17:12	加少量活性炭(1~2). 于50~60℃脱色10min.	溶液黑色.

药学院

17:22	抽滤，滤液冷却至10℃以下，用20% NaOH碱化至苯佐卡因全部析出为止（pH=9.0~10±）	滤液很浑浊，侧pH后皮乳白色，得苯佐卡因
17:39	抽滤。	
17:40	将上步所得苯佐卡因置于小烧杯中，加水27mL。	苯佐卡因均溶解
17:47	慢慢滴加1滴HCl至pH=5.	溶液呈浅黄绿色
17:51	加热至60℃，加精制NaCl至饱和。	
18:10	冷却完全，析出结晶。	有结晶析出
18:16	抽滤。	得盐酸苯佐卡因

[结果]:

所得盐酸苯佐卡因湿重为4.9g，干重为4.9×0.7=3.43g.

$O_2N-\bigcirc-COOH \sim H_2N-\bigcirc-COOCH_2CH_2N(C_2H_5)_2 \cdot HCl$ $n_1:n_2=1:1$

$n(对硝基苯甲酸)=\dfrac{10g}{167.13 g/mol}=0.0598mol$ ∴ $n(盐酸苯佐卡因)=0.0598mol$

∴ $m(盐酸苯佐卡因)=n\cdot M=0.0598\times272.77=16.312g$ —— 此理论值即为所得质量

收率$=\dfrac{m_{实际}}{m_{理论}}=\dfrac{3.43}{16.312}\times100\%\approx21.02\%$

[讨论]:

①实验中的多次测pH，都要用到精密pH试纸，而本实验室内精密试纸很少，本组分到的更少，所以在测pH这步上存在着误差，对实验结果有所影响

②收率偏少，可能是由于在抽滤时，有产率洒在抽滤瓶外。

③在第二步酰化作用，要求课上回流2h，而本组只回流了1h，对实验结果造成部分影响

药学院

操作要点及注意事项：

一.硝基卡因的制备

1.羧酸和醇之间进行酯化反应是可逆的，从而反应体系中不断加入反应材料或不断除去生成物。实验中所用药品仪器应先干燥。

2.含水反应时间约为6h，若延长反应时间，收率尚可提高。

3.铜不给放除，在抽基上甲苯，操作少不便，回收的甲苯可套用。

4.对硝基苯甲酸应除尽，否则影响产品收率。回收后的对硝基苯甲酸经处理后可再同套用。

二.对氨基苯甲酸-β-二胺基乙酮酯的制备

1.该反应是放热反应，铁粉应分次加入，以免反应过于激烈。若反应中不慎反应为黑色，可补加应目新场。

2.除铁时，始底中有Na₂S存在，加酸后可使其形成胶体硫，加些性碳后过滤。

三.盐酸普鲁卡因的制备

1.盐酸普鲁卡因水溶性很大，所用仪器必须先干燥，用水量平衡控制。否则影响收率。

2.平衡控制pH 5.5，以免普胺基成盐。

3.保险粉为强还原剂，防止芳胺基氧化，同时可除去有色余质，以纯化产品。色泽偏白。若用量多，则成品含硫量不合格。

思考与讨论：

1.在盐酸普鲁卡因制备中为何用对硝基苯甲酸为原料先酯化，然后再进行还原，但否反应顺序后酯化，即用对氨基苯甲酸为原料进行酯化？为什么？

答：不能。因为若先还原，则成对氨基苯甲酸，胺基不稳定，实验方案中有回流，此时胺基容易被氧化，引入更多杂质。所以不能先还原后酯化。

2.酯化反应中，为何加入二甲苯作溶剂？

答：与水共沸带走产物水，使反应向右发生，增加收率和合成产物。

3.酯化反应结束后，放冷除去的固体是什么？为什么要除去？

答：固体为没反应的原料一对硝基苯甲酸。除去杂质，增加收率，减少实验误差。

4.在铁粉还原过程中，为什么会发生颜色的变化？须出现反应机理？

答：先生成绿色沉淀Fe(OH)₂,然后变棕色Fe(OH)₃,然后变浅的化O₄

5.还原反应结束，为什么要加入硫化钠？

答：S²⁻反应，除去多余的Fe粉。

6.在盐酸普鲁卡因制备成盐和精制时，为什么要加入保险粉？解释其原理？

答：保险粉为强还原剂，可防止芳胺基氧化，同时可除去有色杂质，以纯化产品色泽偏白。

指导教师＿＿＿＿＿ 日期＿＿＿＿＿

药学院

第二章

基础知识和基本操作技能

第一节　常见仪器设备

药物化学实验中常用到的仪器设备有搅拌器、旋转蒸发仪、熔点测定仪、溶剂干燥装置、紫外-可见分光光度计、红外吸收光谱仪、核磁共振波谱仪、质谱仪等。

一、搅拌器

进行非均相（液-液或液-固）或需在操作过程中滴加物料的反应时，为使反应迅速进行，要使反应混合物之间有更充分的接触机会；化学反应中一般要求受热均匀，要加速反应体系的热交换过程等。这些情况下都需要对反应体系进行搅拌或振荡。

在反应物量少，反应时间短，且不需要加热的操作中，用手摇动容器或用玻璃棒搅拌就可达到充分混合的目的。在那些反应物较多、时间较长、需要加热的实验中，最好用电动搅拌装置。目前常用的电动搅拌装置有磁力搅拌装置和机械搅拌装置。

1. 磁力搅拌器

磁力搅拌器（图 2-1）是集恒温、加热（油浴、水浴）和搅拌于一体的药物化学实验室常用的小型设备。磁力搅拌器的工作原理是利用仪器内部不断旋转变化的磁场带动放置在反应器中的搅拌子（用聚四氟乙烯密封住的小磁铁棒）旋转而达到搅拌均匀的目的。现在这种仪器一般带有电加热装置，同时具有加热、恒温和搅拌的功能，使用方便。对要求与外界隔绝的反应尤为合适，但对于固体较多或黏度较大的反应体系不适用。磁力搅拌器上有温度和转速控制装置，可根据需要设定温度和转速，设定转速时宜缓慢，不宜太猛。用完后，温度和速度旋钮（控制装置）调回原位，同时注意防潮和防腐。

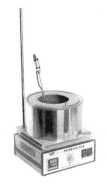
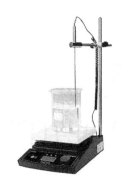

(a) 集热式磁力搅拌器　　　　　(b) 带转速调节的磁力搅拌器

图 2-1　磁力搅拌器

2. 机械搅拌器

机械搅拌器是以小电机带动机械搅拌棒进行搅拌，搅拌棒一般是钢制棒芯，外面包裹聚四氟乙烯，下端带有聚四氟乙烯叶片，也可以用自制的玻璃棒，但容易损坏。机械搅拌器比磁力搅拌力度更大，更适用于黏度较大的液-固反应体系，但安装和使用较为复杂，要求较高。

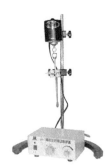

图 2-2　机械搅拌器

图 2-2 是适合不同需求的机械搅拌装置。在装配机械搅拌器时，要注意反应体系的气密性，钢芯棒一般使用特制的聚四氟乙烯塞子，把塞子上、下两部分旋紧，压迫内部的橡胶垫圈进行密封；也可采用玻璃套管加橡皮管密封。搅拌棒与密封垫圈、玻璃套管或液封管应松紧合适，搅拌棒能在中间自由地转动。根据搅拌棒的长度（不宜太长）确定电机和三颈烧瓶的位置。先将电机固定好，把带着塞子的搅拌棒连接到电机的轴上，然后套上三颈烧瓶，调整至搅拌棒的下端距瓶底约 5 mm，将三颈烧瓶夹紧。然后检查这几件仪器安装得是否正、直，电机轴、搅拌棒和三颈烧瓶中轴线应在同一直线上。用手试验搅拌棒转动是否灵活，再试验低转速下的运转情况，以搅拌棒转动时不发出摩擦声为标准确定仪器装配合格，否则需要进行调整。最后装上冷凝管、滴液漏斗（或温度计）等，用夹子夹紧。整套仪器应安装在同一个铁架台上。

机械搅拌器运转时震动较大，要放在一个稳定的平面上，如果装配不合格就开始运转，很容易打破烧瓶。

二、旋转蒸发仪

旋转蒸发仪是药物化学实验室常见的仪器，主要用于在减压条件下连续蒸馏大量易挥发的溶剂，如溶液浓缩、去除溶剂等，尤其是对萃取液的浓缩和色谱分离时接收液的蒸馏，可以分离和纯化反应产物。旋转蒸发仪由蒸馏烧瓶、回流冷凝管、接收瓶、旋转马达、恒温加热装置（油浴、水浴）以及真空泵构成（图2-3）。真空泵使蒸馏烧瓶处于负压状态，被蒸馏的物质沸点降低，容易蒸发；旋转马达带动蒸馏瓶以一定速度旋转，蒸馏溶液在瓶壁形成薄膜，增大蒸发面积，同时热浴温度接近溶剂沸点，使溶剂快速蒸发；热蒸气在冷凝器中快速液化后流入收集瓶，这也对蒸发有加速作用。旋转蒸发仪的优点是能够在温和的条件下对绝大多数样品进行蒸馏；缺点是有些溶剂易产生气泡和发生暴沸，使用时应采取相应的措施，如加入消泡剂和防沸颗粒。尽管旋转蒸发仪为小型设备，操作也简单，但不同厂家的仪器在结构布局上仍有一定的差异，在使用的时候应仔细阅读该仪器的使用说明书。

1. 使用方法

① 高低调节：手动升降，转动机柱上面手轮，顺转为上升，逆转为下降。电动升降，手触上升键，主机上升，手触下降键，主机下降。

② 冷凝器上有两个外接头是接冷却水用的，一头接进水，另一头接出水，一般接自来水，冷凝水温度越低效果越好。上端口装抽真空接头，用于接真空泵皮管抽真空。

③ 开机前先将调速旋钮左旋到最小，按下电源开关指示灯亮，然后慢慢往后旋至所需要的转速，一般大

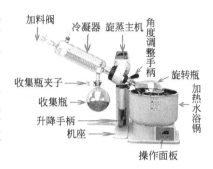

图 2-3 旋转蒸发仪

蒸发瓶用中、低速，黏度大的溶液用较低转速。烧瓶是标准接口 24 号，随机附 500 mL、1000 mL 两种烧瓶，溶液量一般以不超过 50% 为适宜。

2. 注意事项

① 玻璃零件装前应洗干净，擦干或烘干，接装应轻拿轻放。

② 各磨口、密封面、密封圈及接头安装前都需要涂一层真空脂。

③ 加热槽通电前必须加水，不允许无水干烧。

④当体系与大气相通时，可以将蒸馏烧瓶、接液烧瓶取下，转移溶剂；当体系与减压泵相通时，则体系应处于减压状态。使用时，应先减压，再开动电动机转动蒸馏烧瓶。结束时，应先停机，再通大气，以防蒸馏烧瓶在转动中脱落。

⑤如无法达到一定的真空度，则需检查：a. 各接头（或接口）是否密封；b. 密封圈、密封面是否有效；c. 主轴与密封圈之间真空脂是否涂好；d. 真空泵及其皮管是否漏气；e. 玻璃件是否有裂缝、碎裂、损坏的现象。

三、熔点测定仪

熔点是物质固液两相在大气压力平衡共存时的温度，在此温度下固体的分子（或离子、原子）获得足够的动能以克服分子（或离子、原子）间的结合力而液化。物质从开始熔化至完全熔化的温度范围称为熔点范围（又称熔距）。纯的固体化合物一般都有固定的熔点，而且熔距很小，约 0.5~1 ℃。当有杂质存在时化合物的熔点往往较纯者低，熔距

也会增大。因此，从测定固体物质的熔点便可鉴定其纯度。

如果两种物质具有相同或相近的熔点，可以测定其混合物熔点来判别它们是否为同一物质。因为相同的两种物质以任何比例混合时，其熔点不变；相反，两种不同物质的混合物，通常熔点会降低，熔距也会增大。少数易分解的有机化合物虽然很纯，但也没有固定的熔点，且熔距也较大。这是样品受热尚未熔融前就局部分解，分解产物的存在犹如引入了杂质。

熔点测定仪（图 2-4，图 2-5）是按照现行《中国药典》规定的熔点检测方法而设计的，仪器利用电子技术实现温度程序控制、初熔和终熔数字显示。仪器采用现行《中国药典》规定的毛细熔点管作为样品管。

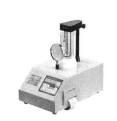 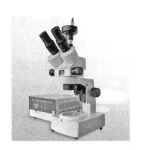

图 2-4　数显式熔点测定仪　　　图 2-5　显微式熔点测定仪

1. 装样

毛细熔点管装样的基本操作如下：

① 将样品置于瓷研钵内，轻轻研碎成尽可能细密的粉末，以得到均一的样品。

② 取一支或数支清洁、干燥的熔点管，将其开口端插入样品中，装入样品。

③ 取一长约 0.8 m 的干燥玻璃管，直立于玻璃板上，将装有试样的熔点管在其中投落至少 20 次，使熔点管内样品紧缩至 3～4 mm 高。如果同时测两个样品进行比较，样品的高度应该一致，以确保测量结果的一致性。

④ 若所测的是易分解或易脱水样品，应将熔点管另一端熔封。

2. 熔点测定

① 打开仪器电源开关，预热 10 min 后，设置起始温度和升温速率。

② 将熔点管插入样品插座，保持 3～5 min 后，按升温键开始测定，仪器面板自动显示熔化曲线。

③ 根据熔化曲线，读出初熔温度和终熔温度。

④ 待炉温下降到起始温度后，重复测定，读取算术平均值为测定结果。两次测定的初熔温度加终熔温度的平均值之差不大于 1 ℃。

3. 关机

将熔点测定仪起始温度设置为 30 ℃，待仪器温度达到设置温度后，关闭熔点测定仪电源开关。

4. 注意事项

① 样品必须按要求焙干，在干燥和洁净的研钵中研碎，用自由落体敲击毛细熔点管使样品填装结实，填装高度应一致，具体要求应符合现行《中国药典》规定。

② 样品装填的好坏及一致性将直接影响测量读数的准确性，"装填不好"可能导致熔化曲线出现波谷或长距离的不连续性，此时的测量值仅供参考。

③ 熔点测定仪的最高升温温度为 300 ℃，故起始温度不可超过 300 ℃，经常在高温度下使用会造成仪器不灵敏。

④ 熔点管插入仪器前用软布将外面残留的物质清除，否则日久后插座下面会积垢，导致传热不良，熔点检测不准确。

⑤ 在装样的过程中，要戴上手套，以防刺激性样品粉末沾在手上。

⑥ 使用后的熔点管不可随意丢弃，须放在专门的盒子里，统一处理。

四、溶剂干燥装置

干燥的目的是除去固体、液体或气体化合物中少量水分或其他有机溶剂，这在有机实验中是既普遍又重要的操作。如很多有机反应需在无水条件下进行，不但要求所有的原料、溶剂要干燥，还要避免空气中的水蒸气进入反应器。再如液体有机物在蒸馏之前均需干燥，否则前馏分会大大增加；某些化学药物含有水分，在加热时会发生变质，因此在有些化学药物的合成过程中使用原料及试剂都需要进行干燥。另外，有机物在进行红外光谱分析前需要干燥，否则就会影响实验测定结果。由此可见，此项操作虽然较为简单，但是完成得好坏会影响到有机反应的本身、粗产品的纯化以及产品分析结果的准确性等。因此，操作者必须认真对待这一操作。

干燥设备又称干燥器和干燥机，通过加热使物料中的湿分（一般指水分或其他可挥发性液体成分）气化逸出，以获得规定含湿量的物料。药物化学实验室用于物料干燥的仪器有电热恒温鼓风干燥箱、红外干燥器、真空干燥器、冷冻干燥机、喷雾干燥器等。

1. 电热恒温鼓风干燥箱

电热恒温鼓风干燥箱（图 2-6）是最常见的干燥设备，其用电为热源，箱体内有热风循环通道，升温快，受热均匀，同时还装有通风管，箱体内异味、有毒溶剂可以通过出风管排放到指定的地方或者收集处理。恒温鼓风干燥箱主要用于玻璃器皿、无腐蚀性且加热不分解的药品等的干燥，烘干玻璃器皿时先要控干水分。挥发性溶剂、易燃和易爆的物品不能用恒温鼓风干燥箱来干燥。电热恒温鼓风干燥箱的温度一般为 100～200 ℃，切忌超限使用。

2. 红外干燥器

红外干燥器（图 2-7）是利用红外辐射元件所发出的红外线对物料进行直接加热的一种干燥装置，也称辐射加热干燥器。它主要用于薄层物料、涂敷液、涂层（薄层板）、玻璃器皿等的干燥。其优点是干燥速度快，缺点是能耗大。

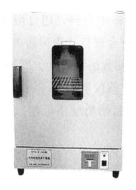
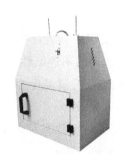

图 2-6　电热恒温鼓风干燥箱　　　　图 2-7　红外干燥器

3. 真空干燥器

真空干燥器（图 2-8）是指在真空下进行物料干燥的设备。由于在真空下物料沸点降低，所以其适用于干燥热敏性物料。同时真空干燥器密封性好，适合干燥需回收溶剂和含强烈刺激性、有毒气体的物料。

4. 冷冻干燥机

冷冻干燥是先将物料（溶液）在较低温度下（－10～－50 ℃）冻结成固态，然后在高真空度（1.3～13 Pa）下，将其水分直接升华为气态而除去。冷冻干燥的实质是跃过熔点的干燥，也称升华干燥，其设备称为冷冻干燥机（图 2-9）。冷冻干燥机特别适合于对热敏感的、含水分的生物样品进行干燥。

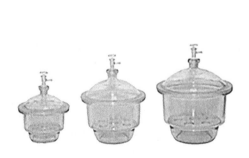
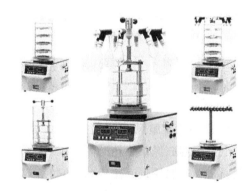

图 2-8　真空干燥器　　　　　　　图 2-9　冷冻干燥机

5. 喷雾干燥器

喷雾干燥器（图 2-10）为连续式常压干燥设备的一种，其过程为：物料先被特殊装置喷成雾状，使其与热空气接触，瞬间（一般数秒钟）被干燥。用于干燥热敏性液体、悬浮液、黏滞液体等。喷雾干燥的优点在于干燥速度快，造粒与干燥同时完成。

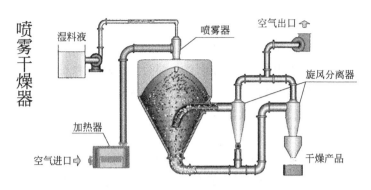

图 2-10　喷雾干燥器

五、紫外-可见分光光度计

1. 基本原理

紫外-可见吸收光谱是物质中分子吸收 200～800 nm 光谱区内的光而产生的。这种分子吸收光谱的产生是由价电子和分子轨道上的电子能级跃迁引起的，当这些电子吸收了外来辐射的能量后，就从一个能量较低的能级跃迁到一个能量较高的能级。因此，每一跃迁都对应着吸收一定的能量辐射，具有不同分子结构的物质对电磁辐射显示出选择吸收的特性。吸光光度法就是基于这种物质对电磁辐射的选择性吸收的特性而建立起来的。紫外光谱法是研究物质电子光谱的定量和定性的分析方法，属于电子光谱（分子光谱），为连续带状。

2. 仪器结构

紫外-可见分光光度计的工作原理为：光源产生的连续辐射经单色器色散后，通过样品池，一部分辐射被待测液吸收，未被吸收的部分到达检测器，光信号被转变为电信号并加以放大，信号数据被显示或记录下来。紫外-可见分光光度计（图 2-11）可分为多种不同类型，但它们一般均由以下四部分组成。

（1）辐射光源

紫外-可见吸收光谱法测定对辐射光源的基本要求是：能发射足够强度的连续辐射，稳定性好，辐射能量随波长无明显变化，使用寿命长。在紫外-可见分光光度计上最常用的有两种光源，即钨灯和氙灯。钨灯是常用于可见光区的连续光源，适用的波长范围是 320～2500 nm。氙灯是紫外光区最广泛使用的光源，能在 165～375 nm 产生连续辐射。

（2）分光器

分光器的作用是从来自光源的连续辐射中分离出所需要的单色光，它是分光光度计的核心部件，其性能直接影响光谱带的宽度，从而影响测定的灵敏度、选择性和工作曲线的线性范围。分光器由入射狭缝、反射镜、色散元件、出射狭缝等组成，其中色散元件是分光器的关键部件。常用的色散元件有棱镜和光栅。由于玻璃吸收紫外光，在紫外光区，应使用石英制成的棱镜色散元件。目前的商品仪器几乎都用光栅作色散元件，光栅在整个波长范围都有良好、均匀一致的分辨能力，且成本低。

（3）吸收池

紫外-可见分光光度法主要用于测量液体样品，样品放在吸收池中。对吸收池的要求是要能通过有关辐射线。常用的吸收池按制作材料可分为玻璃和石英两种。玻璃吸收池仅适用于可见光区，而石英吸收池在紫外光区和可见光区均适用。吸收池有多种尺寸和不同构造，目前一般的仪器通用液体厚度为 1 cm 的吸收池。

（4）检测器

检测器通过将光信号转变为电信号而达到检测光的目的，常用的有硒光电池、光电管、光电倍增管等。紫外-可见分光光度计中，广泛使用的是光电倍增管，它可将光电流放大至 $10^6 \sim 10^7$ 倍，灵敏度比一般的光电管高 2 个数量级。而多通道光度计使用的是硅光二极管阵列检测器（diode array detector，DAD）。

3. 应用范围

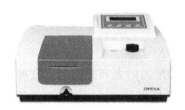

图 2-11　紫外-可见分光光度计

紫外-可见吸收光谱提供的信息主要涉及化合物中所含的共轭体系或羰基、硝基等生色团以及与它们直接关联部分的结构。与红外吸收光谱类似，紫外-可见吸收光谱通过谱图中吸收带的位置（即最大吸收波长 λ_{max}）、强度（摩尔吸光系数 ε）和形状提供有关分子的结构信息。根据吸收带的位置可以估计化合物中共轭体系的大小；吸收带的强度和形状有助于确定吸收带的归属（K 带、R 带或 B 带），从而判断生色团的类型。总体来说，紫外-可见吸收光谱在有机化合物分析中的作用远不如质谱、核磁共振和红外光谱，因为它只是化合物中生色团和助色团的特征，而不是整个分子结构的特征，单靠它提供的信息无法确定未知物的结构。但在一些特定情况下，例如确定双键的位置、确定共轭体系大小等方面，比其他方法更为简便有效。

（1）定性分析

一种药物在一定溶剂中的紫外吸收峰的波长位置是固定的，其吸收系数也是一个常数。例如，吲哚美辛在 320 nm 处有特殊吸收峰。但是有些物质的吸收光谱谱带较宽，有的 λ_{max} 相同，且吸收强度也相近，如维生素 D_2 与维生素 D_3，所以要结合其他理化性质加以区分。如果某种药物有几个吸收峰，除测定吸收峰的波长位置，还要规定其吸光度的比值。例如，将烟酰胺按规定方法制成每毫升含 0.02 mg 烟酰胺溶液后，测定 262 nm、245 nm 处两个吸收峰，两者的吸收比值应为 0.63～0.67。

（2）纯度分析

紫外光谱可用于物质的纯度控制，若化合物本身在紫外区是透明的，而杂质在紫外区有吸收峰，或杂质的吸收峰处化合物无吸收，则容易被检测出来。

（3）含量分析

任何药物，只要它在紫外-可见光谱区有特征吸收曲线，就可应用紫外-可见分光光度法测定含量。紫外-可见分光光度法定量分析的依据是 Lambert-Beer 定律，即在一定波长处被测定物质的吸光度与它的浓度呈线性关系。因此，通过测定溶液对一定波长入射光的吸光度可求出该物质在溶液中的浓度和含量。常用的测定方法有单组分定量法、多组分定量法、双波长法、示差分光光度法和导数光谱法等。

六、红外吸收光谱仪

1. 基本原理

分子的振动能量比转动能量大，当发生振动能级跃迁时，便不可避免地伴随有转动能级的跃迁，所以无法测量纯粹的振动光谱，而只能得到分子的振动-转动光谱，这种光谱称为红外吸收光谱。红外光谱是由于分子吸收了红外光的能量之后发生振动能级和转动能级的跃迁而产生的一种吸收光谱。当样品受到频率连续变化的红外光照射时，分子吸收了某些频率的辐射，并由其振动或转动运动引起偶极矩的净变化，产生分子振动和转动能级从基态到激发态的跃迁，使相应于这些吸收区域的透射光强度减弱。记录红外光的透光率与波数或波长的关系曲线，就得到红外光谱。

红外光谱图一般可分为两大区域，高频部分 $4000 \sim 1350$ cm^{-1} 是基团特征频率区，$1350 \sim 400$ cm^{-1} 为指纹区。两个区域的不同特点决定了它们在有机物结构解析中的不同地位和作用。基团特征频率区中的吸收峰数量不多，但特征性强，原则上每一个吸收峰都能找到归属，即某一窄的频率范围内吸收峰的出现能够明确指示某种官能团的存在。如 1700 cm^{-1} 附近出现的吸收峰指示了羰基的存在。基团特征频率区的主要用途是确定官能团，进而确定化合物的类型。这是红外吸收光谱在有机化合物分子结构测定中的最主要用途。指纹区的吸收峰多而复杂，大部分难以归属，但对分子整体结构却很敏感，分子结构的细微变化都能导致谱图的变化，除了少数同系物之外，每一个有机物都有其独特的指纹谱图，因此指纹区适合于用来与标准谱图对照，以确定被测物与某一已知物是否相同。基团特征频率区的解析和指纹区与标准谱图对照相结合，使红外吸收光谱能独立用于有机物结构分析。但对于复杂分子来说，单凭这一技术难以确定其结构。

2. 仪器结构

红外光谱仪（图 2-12）的结构与紫外-可见分光光度计相似，但一般更为紧密，多系双光束自动记录仪，它由光源、吸收池、分光系统和检测器四部分组成。

（1）光源

红外光谱仪中所用的光源通常是一种惰性固体，用电加热使之发射高强度的连续红外辐射。傅里叶变换红外光谱仪（FTIR）要求光源能发出稳定、能量强、发射度小的具有连续波长的红外光，常用的是能斯特灯和硅碳棒或涂有稀土化合物的镍铬旋转灯丝。

（2）干涉仪（分光系统）

干涉仪是红外光谱仪光学系统的核心部分。中红外干涉仪中的分束器主要是由溴化钾材料制成的。近红外分束器一般是以石英为材料制成的。远红外分束器一般由网格固体材料制成。

（3）样品池（吸收池）

红外光谱仪的样品池一般为一个可插入固体薄膜或液体池的样品槽。

（4）检测器

傅里叶红外光谱仪的检测器分为热检测器和光检测器两大类。热检测器是把某些热电材料的晶体放在两块金属板中，当光照射到晶体上时，晶体表面电荷分布发生变化，由此可以测量红外辐射的功率。傅里叶红外光谱仪的光学部分构造简单，具有分辨率很高、波束精度高、扫描速率极快、光谱范围宽、灵敏度高等优点，特别适用于弱红外光谱的测定、红外光谱的快速测定以及与色谱联用等。

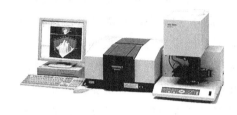

图 2-12 红外光谱仪

3. 应用范围

红外吸收光谱通过吸收峰的位置（基团振动频率）、强度及形状提供有关化合物的结构信息。由于红外吸收光谱是分子振动光谱，基团振动频率与组成基团的原子量（即原子种类）和化学键力常数（即化学键类型）有关，因此它能提供的最主要的结构信息是化合物中所含的官能团。与紫外吸收光谱及核磁共振光谱不同的是，红外光谱不能对吸收谱带作定量测定，这是由于通过样品的光不是单色的，测量的光密度受单色器狭缝宽度的影响很强烈。同时，谱带的形状还与扫描速率有关。还要注意的是样品或溶剂中微量的水分也引起在 3600 cm^{-1} 附近的吸收，有时还会观察到溶解的 CO_2（2320 cm^{-1}）及硅油（1625 cm^{-1}）等杂质峰的存在。

近红外光谱法（NIR）在药物分析领域中的应用范围相当广泛，它不仅适用于药物的多种不同状态如原料、完整的片剂、胶囊与液体等制剂，还可用于不同类型的药品，如蛋白质、中草药、抗生素等药物的分析。NIR 更适用于对原料药纯度、包装材料等的分析与检测以及生产工艺的监控；利用不同的光纤探头可实现生产工艺的在线连续分析监控。

（1）定性分析

近红外光谱谱带较宽，特征性不强，因此很少像其他光谱（如紫外吸收光谱）一样用于化合物基团的识别及结构的鉴定。近红外光谱的定性分析一般是用于确定分析样品在已知样品集中的位置。

（2）定量分析

近红外光谱测量时一般不需对样品进行预处理，但测定的光谱可能受到各种干扰因素的影响。利用单一波长下获得的光谱数据很难获得准确的定量分析结果。NIR 光谱结构复杂，谱图重叠较多，所以在进行定量分析时，一般采用多波长下获得的数据并进行一定的数据处理才能获得准确可靠的分析结果。

七、核磁共振波谱仪

1. 基本原理

核磁共振波谱（NMR）是一种基于特定原子核在外磁场中吸收了与其裂分能级间能量差相对应的射频场能量而产生共振现象的分析方法。所谓核磁共振是指自旋核在外磁场作用下，吸收无线电波的能量，从一个自旋能级跃迁到另一个自旋能级所产生的吸收光谱，它分为核磁共振氢谱和核磁共振碳谱。核磁共振波谱通过化学位移值、谱峰多重性、偶合常数值、谱峰相对强度和在各种二维谱及多维谱中呈现的相关峰，提供分子中原子的连接方式、空间的相对取向等结构信息。核磁共振谱是所有的谱学领域中分辨率最高（线宽可达 Hz 级）、信息量最大的分析方法。

通过谱图中峰组个数、峰的位置（即化学位移）、自旋偶合情况（偶合常数 J 和自旋裂分）以及积分曲线高度比四种不同的信息直接提供化合物中含氢基团的情况，并间接涉及其他基团。以核磁共振氢谱为例，氢谱中的峰组个数指示了化合物中不同种类的含氢基团的个数，从积分曲线高度比可以找出相应基团中氢原子数目的比例。在某种情况下，例如谱图中存在可识别的甲基或甲氧基、羧基上的氢或醛基、取代苯等，可以确定基团中氢原子的具体数目，通过化学位移可以确定含氢基团的类型。通过对每一峰组自旋偶合裂分情况和偶合常数 J 的大小进行比较，可以找出某个基团和其他基团之间的信息，并且还能确定化合物的立体构型。

核磁共振波谱法是结构分析最强有力的手段之一，因为它把有机化合物最常见的组成元素氢（氢谱）或碳（碳谱）等作为"生色团"来使用，因此它可确定几乎所有常见官能团的环境，有的甚至是其他光谱或分析法不能判断的环境。NMR 法谱图的直观性强，特别是碳谱能直接反映分子的骨架，谱图解释较为容易。

2. 仪器结构

常见的核磁共振波谱仪（图 2-13）有两类：经典的连续波（CW）波谱仪和现代的脉冲傅里叶变换（PFT）波谱仪，目前使用的绝大多数为后者。其组成主要包含超导磁体、射频脉冲发射系统、核磁信号接收系统和用于数据采集、储存、处理以及波谱仪控制的计算机系统。

3. 应用范围

在学术界和工业界的研发工作者们的共同努力下，核磁共振在新药研发的各个阶段，特别是在新药的临床前研究中发挥着越来越重要的作用。在以往，核磁共振主要用于药靶分子如蛋白质和核酸分子的空间结构研究，以及小分子先导化合物和天然产物的结构分析。最近几年，随着核磁共振波谱仪的发展，核磁共振已经在蛋白质-配体相互作用的分子机制研究、小分子的高通量筛选、药物构效关系研究以及毒理学和新药安全评价等方面起着越来越重要的作用。在已经知道生物靶分子的空间结构之后，NMR 在研究生物靶分

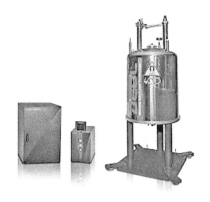

图 2-13　核磁共振波谱仪

子-配体相互作用方面的快速性是其他方法难以比拟的。在新药筛选过程中，传统的高通量方法尽管有其优势，但也有其固有的限制，如需要花费大量的时间和精力去建立针对一个或一类蛋白质的鉴定方法；如所能检测到的都是亲和力相对较强的分子；再如要直接针对一个很大的化合物库进行筛选。而 NMR 方法却具有普遍适应性，不需要去针对每一个

（类）蛋白质建立特殊的方法，一旦靶分子被确定，就可以进行筛选；能够检测出亲和力较弱的配体；所筛选的可以是小的分子骨架，而这些骨架片段可以通过桥链连接成许多不同的分子。当然，选择适当的化合物库也是很重要的，已经有人专门针对 NMR 筛选方法研究设计化合物库。随着实验技术特别是硬件技术的发展，NMR 的灵敏度得到了大大提高，NMR 筛选方法所需要的生物靶分子用量正在大量降低，这使得它的适应性更高。

八、质谱仪

1. 基本原理

质谱仪（MS）是利用电磁学原理，使带电的样品离子按质荷比进行分离的装置。离子电离后经加速进入磁场中，其动能与加速电压及电荷数 z 有关，即

$$zeU = 1/2\ mv^2$$

式中，z 为电荷数；e 为基元电荷（e $= 1.60 \times 10^{-19}$ C）；U 为加速电压；m 为离子的质量；v 为离子被加速后的运动速度。具有速度 v 的带电粒子进入质谱分析器的电磁场中，根据所选择的分离方式，最终实现各种离子按 m/z 进行分离。

质谱是唯一可以确定分子式的方法。而分子式对推测结构是至关重要的。质谱法的灵敏度远远超过其他方法，测试样品的用量在不断降低，而且其分析速度快，还可同具有分离功能的色谱联用。

在有机化合物的质谱图中，各种离子或离子系列的质荷比及相对丰度提供了有机化合物的结构信息，这些信息主要包括化合物的分子量、化学式、所含官能团和化合物类型以及基团之间连接顺序。

（1）化合物分子量

这是质谱提供的最重要信息。在质谱图中确定分子离子峰是测定分子量的关键。一些结构不稳定的化合物在常规的电子轰击质谱中不产生分子离子峰或其丰度非常低，这时最好采用化学电离、快原子轰击等"软电离"技术来测定分子量。

（2）化学式

推导未知物的化学式（及化合物的元素组成）是质谱的又一个重要用途。有两种方法可以推导化学式：一种是在低分辨质谱中的同位素丰度法，即利用分子离子与它的［M＋1］、［M＋2］等同位素离子的相对丰度比来推导其元素组成；另一种是利用高分辨质谱精密测定分子离子的精确质量，然后根据每一种同位素的原子量所特有的"质量亏损"推导出分子离子的元素组成。

（3）官能团和化合物类型

质谱图中各种碎片离子的 m/z 和相对丰度提供有关化合物所含官能团和化合物类型的信息。

（4）基团之间的连接和空间结构

质谱中一些重排离子（属于一类特征离子）的产生需要相关基团处于特定的空间位置，因此这些离子的存在能够提供分子中某些基团的连接次序或空间排列等信息。例如，

只有处在芳烃邻位的基团或烯烃顺式的基团才能发生消去一个小分子的重排反应，生成特征的奇电子离子。

质谱所提供的结构信息极为丰富，并且是各种波谱分析中所需样品量最少的。随着各种色谱-质谱技术的联用，如气相色谱-质谱联用技术对小分子混合物样品的分析极为方便。近年来，电喷雾离子化和傅立叶变换质谱成功解决了质谱分析对样品的分子量限制，使质谱分析在生物大分子领域发挥了重要作用。具有代表性的联用手段，如高效液相色谱（或高效取代色谱）-快速原子轰击质谱［HPLC(HPDC)-FABMS］、凝胶渗透色谱-电感耦合等离子体质谱（GPC-ICPMS）、毛细管电泳色谱-质谱（或飞行时间质谱）［CE-MS(TOFMS)］等都已经得到应用。

2. 仪器结构

质谱仪（图 2-14）是通过对样品电离后产生的具有不同的 m/z 的离子来进行分离分析的。质谱仪包括进样系统、电离系统、质量分析系统和检测系统。为了获得离子的良好分析，避免离子损失，凡有样品分子及离子存在和通过的地方，必须处于真空状态。通过进样系统后，进样蒸发并慢慢进入电离室，电离室内的压力约为 10^{-3} Pa。由热灯丝流向阳极的电子流将气态样品的原子或分子电离成正、负离子，此后，借助于几百至几千伏的电压，将正电子加速，使垂直于狭缝刀的正离子流进入真空度高达 10^{-5} Pa 的质量分析器中，根据离子质荷比的不同，其偏转角度也不同，质荷比大的偏转角度小，质荷比小的偏转角度大，从而使质量数不同的离子在此得到分离。若改变粒子的速度或磁场强度，就可将不同质量数的粒子依次聚焦在出射狭缝上。通过出射狭缝的离子流将落在收集极上，离子流经放大后，即可进行记录，并得到质谱图。

3. 应用范围

在药物合成方面，利用 GC-MS、LC-MS 联用技术对合成过程中不同时间内的反应物进行比较分析，了解各物质的含量和组分的不同，可以得出反应是否完成，并计算反应产率。对不同合成路线做出比较，优化反应工艺，同时可以知道反应产物中的相关物、反应过程中的副产物、纯化后的杂质和降解杂质及相关杂质的量，质谱可在这些方面提供巨大的帮助。此外，可以用高分辨质谱，通过对样品及其碎片分子量的准确测定，确定其元素组成，推断断裂规律，确定结构式。由于质谱的高灵敏度的特点，可对产物直接测定而不需要纯化，大大节省了时间。

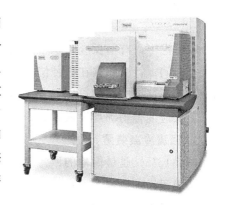

图 2-14 质谱仪

在化合物结构确证方面，物质结构的确定离不开质谱。质谱的多功能性，使它超过了其他所有仪器方法。用 MS、UV、IR、NMR 等确定新药的结构也是一类新药申报资料中必不可缺的组成部分。

在质量控制方面，新药的质量控制研究包括纯度检查、含量测定等。用 LC-MS 法可进行杂质的分离，结构和定量测定，制定新药中杂质的检测方法，分析药物在不同条件或生产存储过程中产生的相关物质，同时还可以研究制定药物含量的测定方法。

在药物代谢研究方面，各种 LC-MS 接口的研制成功及商品化，使 LC-MS 成为药物代谢及其动力学研究的有力工具。由于药物代谢样品大多为生物体液，传统的 UV 方法对前处理要求严格，并且测定要求被测化合物必须能与干扰区分，分析方法开发的时间长，样品运行时间长，大大耗费了人力和物力。LC-MS 由于测定化合物质荷比，选择性好，灵敏度高，已成为药代动力学研究的有力手段。在代谢物的结构解析方面，质谱的多功能性是不可替代的，使用 LC-PDA-MS 即可同时得到化合物的紫外吸收和质谱的三维谱图。由上可知质谱在新药研究中起着必不可少、决定性的作用。随着 LC-MS 技术和新仪器的不断出现，新药的分离、检测与结构鉴定的过程将会变得更为方便快捷。同时，质谱在医学临床研究上也已经成为一种出色的检测技术，已有质谱在临床药物检测、新生儿筛查、激素水平测定、微生物测定等方面的大量报道，这预示着质谱技术在和人类健康密切相关的新药研究中具有越来越广阔的应用前景。

第二节　基本操作

药物化学实验中的常见基本操作包括回流、蒸馏、萃取、干燥、过滤、重结晶、色谱分离技术等。

一、回流

在室温下，有些反应速率很慢或难于进行。为了使反应尽快进行，常常需要使反应物质较长时间保持沸腾。在这种情况下，就需要使用回流冷凝装置，使蒸气不断地在冷凝管内冷凝而返回反应瓶中，以防止反应瓶中的物质逃逸损失。一般回流时多选用球形冷凝管，若反应混合物沸点很低或其中有毒性大的原料或溶剂时，可选用蛇形冷凝管。

1. 回流冷凝装置

图 2-15(a) 是最简单的回流冷凝装置。如果空气中水蒸气的存在会影响反应的正常进行（如使用格氏试剂、无水三氯化铝来制备化合物的实验），可在冷凝管上端口上接氯化钙干燥管来防止空气中水蒸气侵入，见图 2-15(b)。干燥管内填装干燥剂方法：先取小块脱脂棉塞入干燥管，然后填装颗粒状的干燥剂，最后再塞入一块脱脂棉，防止干燥剂从两端露出。填装干燥剂时需要注意：脱脂棉不要塞得太多太紧，干燥剂的颗粒不要太细，以免堵塞干燥管，形成密闭体系。干燥剂的颗粒也不要太大，比表面积过小，会降低吸收水蒸气的能力。

如果反应中放出有害气体（如氯化氢、溴化氢、二氧化硫等气体），可加接气体吸收装置，见图 2-15(c)。在使用气体吸收装置时，一定要注意防止倒吸，漏斗应略微倾斜使漏斗口一半在水中，一半在水面上。

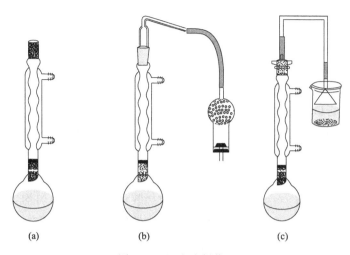

图 2-15 回流冷凝装置

加热前应先在圆底烧瓶内放入沸石，自下至上向直形冷凝管夹套中通入冷水，使水充满夹套，水流速度不必很快，能保持蒸汽充分冷凝即可，避免浪费资源。然后根据瓶内液体的沸点，可选用水浴、油浴、空气浴等加热方式。通过控制加热的强度和冷却水的流速来控制回流速率，一般来说应控制在液体蒸汽浸润不超过两个球为宜，最高不要超过冷凝管的 1/3。

2. 滴加回流冷凝装置

有些反应比较剧烈，如一次性加入所有反应物，会迅速放出大量热量或气体，使反应失去控制，发生危险；有些反应的产物和反应物的用量有关联，为了控制反应的选择性，也需要将反应物分批次逐渐加入；在这些情况下，可采用滴加回流冷凝装置（图 2-16），将试剂逐渐滴加进去。滴加液体可以使用筒形滴液漏斗或恒压滴液漏斗，使用前要先进行检漏，筒形滴液漏斗在滴加时要取下上面的塞子，恒压滴液漏斗通过侧管使反应容器和漏斗内部相通，保持气压一致，这样不会因为反应容器内气压高而发生液体滴加速度减慢、停止或发生倒冲的现象；同时滴加时不用取下塞子，可以减少空气中的水和氧气对反应的影响。

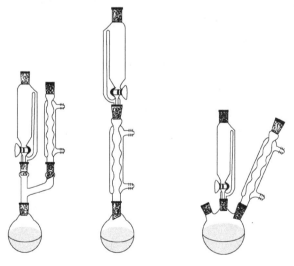

图 2-16 滴加回流冷凝装置

3. 回流分水反应装置

在进行某些可逆平衡反应时，为了使正向反应进行到底，可将反应产物之一不断从反应混合物体系中除去，常采用回流分水装置除去生成的水。在装置中，有一个分水器，回流下来的蒸汽冷凝液进入分水器后分层。图 2-17(a) 适用于水层在下面、有机层在上面的情况，有机层液面到达支管口后自动被送回烧瓶，当分出的水较多时可从分水器中放出去，也可以计量水的体积，达到理论值时即可停止反应；图 2-17(b) 适用于水层在上面、有机层在下面的情况，调节塞子旋开的程度可以使有机层缓慢流回烧瓶，而生成的水留在分水器中。

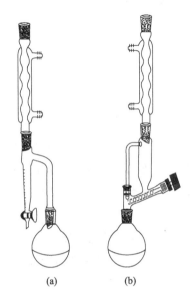

图 2-17 回流分水反应装置

除此以外，还可以在装置中安装温度计以便于掌控反应温度；安装搅拌装置使反应物混匀均匀；对氧比较敏感的反应可以连接惰性气体钢瓶或气袋来隔绝空气。

进行回流操作时，要注意以下几点：

① 注意各个接口之间的气密性，防止泄漏；

② 不能使整个装置密封，形成密闭体系；

③ 开始时，先给冷凝管通水再加热；停止时，先移走热源，后停冷凝水，再拆装置；

④ 加热强度要适当，回流要平稳。

二、蒸馏

蒸馏操作是常用的实验技术，一般应用于分离提纯液体物质、测定化合物的沸点、回收溶剂或浓缩溶液。

液体的蒸气压随着温度的升高而增大，当蒸气压增大到与外界压力相等时，液体便沸腾。液体沸腾时的温度称为沸点，显然沸点和外界压力有关。纯的液体化合物在一定的压力下都具有一定的沸点。将液体加热至沸后变成蒸气，然后再使蒸气冷凝变为液体，该操作过程就称为蒸馏。通过蒸馏，可将易挥发的物质和不挥发的物质分离开来，也可将两种或两种以上沸点相差较大的液体（一般在 30 ℃ 以上）分开。蒸馏是提纯液体最常用的方法之一，也是一种测定化合物沸点的方法。

蒸馏是一种热力学的分离工艺，它是利用混合液体或液固体系中各组分沸点不同，使低沸点组分蒸发再冷凝，以分离整个组分的单元操作过程，是蒸发和冷凝两种操作单元的联合。与其他的分离手段（如萃取、过滤、结晶等）相比，蒸馏的优点在于不需使用系统组分以外的其他溶剂，保证不会引入新的杂质。实验常用的蒸馏方法主要有三种：常压蒸馏、减压蒸馏和水蒸气蒸馏。

1. 常压蒸馏

常压蒸馏指在大气压下，将液体加热至沸腾，使它蒸发变为蒸气，再把蒸气冷凝为液体的一个过程。

（1）原理

液态物质在一定温度下具有一定的蒸气压。当液态物质受热时蒸气压增大，待蒸气压大到与大气压或所给的压力相等时液体沸腾，这时的温度称为液体的沸点，用 b. p. 表示。液体物质的沸点可以通过常压下的普通蒸馏来测定。将液体加热至沸腾，使液体变为蒸气，然后使蒸气冷却再凝结为液体，这两个过程的联合操作称为蒸馏。

冷凝管的大小型号应根据蒸馏速率和所蒸馏液体沸点而定。一般采用水冷凝。如果蒸馏液的沸点高于 130 ℃，蒸馏时应改用空气冷凝。使用水冷凝会因温度骤降而使冷凝管破裂。

加热方式的选择也是根据液体的沸点及其他性质而定。沸点在 80 ℃以下的易燃物质往往用水浴加热；200 ℃以下的用油浴加热；200 ℃以上的用沙浴加热。若直接用火加热，应在蒸馏瓶下垫上石棉网，以使液体受热均匀。较为理想的加热装置是和烧瓶配套的可调温加热套。

（2）装置

图 2-18 是常用的常压蒸馏装置，整套装置通常由蒸馏瓶、蒸馏头、温度计、温度计套管、直形冷凝管、接引管和接收瓶组成。

常压蒸馏装置的安装：根据被蒸馏液体的体积选择合适的圆底烧瓶，一般被蒸馏液体的体积占烧瓶体积的 1/3～2/3，并且放入少量沸石，以防止液体暴沸。把圆底烧瓶用铁夹垂直固定在热源上方的铁架上，装上蒸馏头、带套管的温度计，温度计水银球上端应与蒸馏头支管口下端位于同一水平线上。把橡皮管套上冷凝管，下端支管为进水口，上端支管是出水口，并由橡皮管连接引入下水道。把冷凝管用铁夹固定在另一铁架上，调整冷凝管位置使其与蒸馏头的支管同

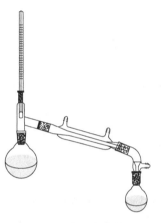

图 2-18 常压蒸馏装置

轴，然后略松开冷凝管铁夹，把它沿此轴向上移动和蒸馏头支管相连。注意各铁夹不能夹得太紧或太松，以夹住后稍用力尚能转动为宜。然后再接上牛角管和三角烧瓶。安装的顺序一般先从热源开始，由下而上，并朝向水槽方向安装（方便接冷凝水）。整套装置要求不论从正面还是侧面看都在同一平面内。

（3）操作要点

仪器安装好后，将一定体积的液体通过玻璃漏斗加入蒸馏瓶，放入 1～2 粒沸石，插上温度计，打开冷凝水，加热溶液至沸。加热时可以观察到蒸馏瓶中液体逐渐沸腾，蒸气逐渐上升，温度计读数随之上升。当蒸气到达温度计水银球时，温度计读数快速上升，此时应适当调小加热速率使水银球上液滴和蒸气温度达到平衡。整个蒸馏过程中水银球上总保持有冷凝的液滴滴下，此时液体和蒸气达平衡，显示温度即为液体沸点。蒸馏速度应保持每秒 1～2 滴，蒸馏过快会发生过热现象。蒸气过热时，水银球上液滴消失，温度计读出的沸点偏高。蒸馏速度过慢，温度计的水银球不能为馏出液蒸气充分浸润，会导致读数偏低或不规则。

如果用于分离两种沸点相差在 110 ℃以上的混合物，则在低沸点化合物蒸完后，显示温度会下降，此时马上更换接收瓶，待温度再次升高后，接收高沸点组分。蒸馏完毕，应

先停止加热，待稍冷却不再有液体馏出后，再停止通冷凝水，然后按仪器安装反方向拆卸仪器并及时清洗。

在常压蒸馏操作中，应当注意以下几点：

① 控制加热温度。加热的温度不能过低，否则难以将被蒸馏物蒸馏出来，加热的温度也不能过高（特别是在蒸馏低沸点物质时），否则会导致容器中蒸气压局部过大，有可能发生事故。

② 蒸馏高沸点物质时，往往蒸气未到达蒸馏头的侧管处就已经被冷凝而滴回蒸馏瓶中。因此，应采取其他保温措施，保证蒸馏顺利进行。

③ 蒸馏之前，应先了解被蒸馏的物质及其中杂质的沸点和蒸气压，以决定何时（或在什么温度下）收集馏分。

④ 对于沸点较高、易热分解的液体，不能采用简单的常压蒸馏，可以考虑采用减压蒸馏方式。

2. 减压蒸馏

减压蒸馏是指操作压力低于大气压力的蒸馏过程。常压下蒸馏高沸点液体化合物需要加热到很高的温度，而有些高沸点化合物在较高温度下容易发生分解或氧化，显然不适宜采用普通蒸馏方法蒸馏该化合物，而采用减压蒸馏可避免上述现象的发生。

（1）原理

液体的沸点是指它的蒸气压与外界大气压相等时的温度，所以液体的沸点是随外界压力的降低而降低。因此，如果用真空泵等减压设备降低液体表面的压力，即可降低液体的沸点，这种在较低压力下进行蒸馏的操作称为减压蒸馏。对于高沸点液体和在常压蒸馏时所需的高温下会发生分解、氧化或聚合的液体，通常用这种蒸馏方法。

（2）装置

常用的减压蒸馏系统可分为蒸馏、抽气以及保护和测压装置三部分（图 2-19）。

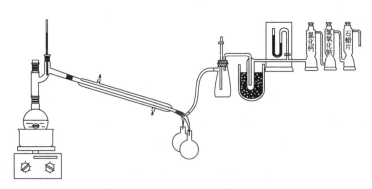

图 2-19 减压蒸馏装置

① 蒸馏部分　这一部分与普通蒸馏相似，也可分为三个组成部分。

a. 减压蒸馏瓶（克氏蒸馏瓶）：其有两个颈，这种蒸馏瓶的主要优点是可以减少液体沸腾时由于暴沸而冲入蒸馏瓶支管的现象。瓶的一颈中插入温度计，另一颈中插入一根末端拉成毛细管的玻璃管，毛细管口距瓶底 1～2 mm。毛细管的上端套上一段橡皮管，用螺旋夹夹住橡皮管，用于调节进入瓶中的空气量，使极少量的空气进入液体，呈微小气泡冒出，作为液体沸腾的气化中心，使蒸馏平稳进行，又起搅拌作用。

b. 冷凝管：和普通蒸馏相同，都是使用直形冷凝管。

c. 接液管（尾接管）：与普通蒸馏不同的是，接液管上具有可供接抽气部分的小支管。蒸馏时，若要收集不同的馏分而又不中断蒸馏，则可用两尾或多尾接液管。转动多尾接液管，就可使不同的馏分进入指定的接收器中。

② 抽气部分　减压装置由减压泵（水泵或油泵）、吸收塔（吸水塔、吸酸塔、吸油塔）、安全瓶（缓冲瓶）和压力计（开口压力计，可测范围大；闭口压力计，可测压力小，用于高真空）组成。各部分之间用厚壁无裂缝的橡胶管紧密连接，用密封胶封口是保证高真空度的条件。

实验室常用的减压泵有水泵和油泵两种。

a. 水泵：当不需要很低的压力时可用水泵，所能达到的最低压力为理论上相当于当时水温下的水蒸气压力。例如，水温在 25 ℃、20 ℃、10 ℃时，水蒸气压力分别为 3200 Pa、2400 Pa、1203 Pa。

b. 油泵：油泵的好坏决定于其机械结构和真空油的质量。好的油泵能抽至 133.3 Pa。油泵结构较精密，工作条件要求较严。如果蒸馏挥发性较大的有机溶剂时，有机溶剂会被油吸收，结果会增加蒸气压从而降低抽空效能；如果是酸性蒸气，那就会腐蚀泵；如果是水蒸气，就会使油成乳浊液使真空油变质。因此，使用时必须十分注意油泵的保护。

③ 保护和测压装置部分　为了保护油泵，必须在接收器与油泵之间装有吸收装置，即顺次安装冷却阱和吸收塔。冷却阱主要用来冷凝水蒸气和一些挥发性物质，冷却阱中冷却剂的选择随需要而定。吸收塔（干燥塔）通常设三个：第一个装无水氯化钙或硅胶，用来吸收残余水蒸气；第二个装粒状氢氧化钠，用来吸酸性气体；第三个装切片石蜡，吸收烃类气体。如果蒸气中含有碱性气体，则要增加碱性蒸气吸收塔。

实验室通常用水银测压计来测量减压系统的压力。水银测压计又分开口式和封闭式两种。

（3）操作要点

a. 气密性检查：安装好仪器（烧瓶的 2/3 应浸入水浴中，不要使瓶底和浴锅底接触）。夹紧毛细管上的螺旋夹，打开安全瓶上的活塞，开泵，缓慢关闭安全瓶上的活塞，如果水银高度恒定不变，说明不漏气，缓慢打开安全瓶上的活塞，关泵。

b. 常压蒸馏：加入待蒸液体，其体积不超过烧瓶容量的 1/2，先常压蒸馏除去低沸点组分（如乙醚等）。

c. 调整真空度：打开螺旋夹及活塞，开泵。先旋紧螺旋夹再缓慢关闭活塞，调整螺旋夹及活塞进气量使气泡平稳且获得要求的真空度。

d. 减压蒸馏：逐渐升温、减压蒸馏，控制蒸馏速度，每秒钟不超过 1 滴。记录蒸馏过程的时间、压力、液体沸点、油浴温度和馏出液的流出速度等数据。蒸馏瓶内出现白色浓雾可能是物料快速分解所致。如进行分离，则要注意温度变化，旋转多头尾接管，分别接收不同温度范围的馏分。

e. 停止蒸馏：蒸馏完毕，先停止加热，移去热源；慢慢旋开螺旋夹（防止倒吸），并慢慢打开二通活塞，平衡内外压力，使测压的水银柱慢慢地恢复原状（若打开得太快，水银柱很快上升，有冲破测压计的可能），然后关闭油泵和冷却水。

3. 水蒸气蒸馏

水蒸气蒸馏是将水蒸气通入不溶或难溶于水但有一定挥发性（近 100 ℃时有一定蒸气压）的有机物中，使该有机物在低于 100 ℃的温度下，随着水蒸气一起蒸馏出来的方法。水蒸气蒸馏是分离或纯化与水不相溶的挥发性有机物常用的方法。

（1）原理

当水和不溶于水（或难溶于水）的化合物一起存在时，整个体系的蒸气压根据道尔顿分压定律，应为各组分蒸气压力之和。即 $p = p_水 + p_A$。式中，p_A 为不（或难）溶化合物的蒸气压。

当 p 与外界大气压相等时，混合物就沸腾。这时的温度即为它们的沸点，所以混合物的沸点低于 100 ℃，且随水蒸气一起蒸馏出来。

（2）装置

图 2-20 是常用的水蒸气蒸馏装置，整套装置由水蒸气发生器、蒸馏烧瓶、直形冷凝管、接引管和接收瓶等组成。

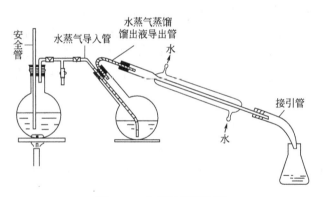

图 2-20　水蒸气蒸馏装置

（3）操作要点

安装、固定好水蒸气蒸馏装置。将待分离混合物转入蒸馏烧瓶中，加热水蒸气发生器，直至接近沸腾后才将 T 形管上的弹簧夹夹紧，使水蒸气均匀地进入蒸馏烧瓶（为了使水蒸气不致在烧瓶内冷凝过多，也可同时用小火加热蒸馏烧瓶）。必须控制好加热速度，使蒸气能全部在冷凝管中冷凝下来，并控制馏出液的速度为每秒 2～3 滴。当馏出液清亮透明、不再含有油状液滴时，即可停止蒸馏。先松开 T 形管上的弹簧夹，然后停止加热，稍冷后，将水蒸气发生器与蒸馏系统断开。收集馏出液和残液，最后拆除仪器。

三、萃取

萃取是利用物质在两种互不相溶（或微溶）的溶剂中溶解度或分配系数的不同，使物质从一种溶剂转移到另一种溶剂中，经过反复多次转移，将绝大部分的化合物提取出来。萃取属于物理过程。

在一定温度下，该化合物与两种溶剂不发生分解、电解、缔合和溶剂化等作用时，此化合物在两液层中的比值是一个定值，即分配系数。在温度不变的情况下，不论所加物质的量是多少，分配系数都为常数。分配系数 K 的定义为

$$c_A/c_B = K$$

式中，c_A、c_B 分别表示一种物质在两种互不相溶的溶剂中的浓度。

不同的物质在结构上存在差异，从而有不同的分配系数，用萃取操作能把它们分别萃取出来。药物化学实验中常用萃取方法来提取、分离、纯化某些物质，如从固体或液体混合物中分离目标物质。若从液体混合物中分离目标物质，通常在分液漏斗中完成；若从固体混合物中分离某物质，常在索氏抽提器中完成。要把目标溶质从溶液中完全萃取出来，通常需重复萃取多次，一般萃取三次。利用分配系数公式（分配定律），可以计算出每次萃取的和剩余的物质的量。按萃取两相的不同，萃取可分为液-液萃取和液-固萃取等。

1. 液-液萃取

（1）原理

萃取是利用物质在两种互不相溶（微溶）的溶剂中溶解度或分配比的不同来达到分离、提取和纯化目的的一种操作。萃取的方法是基于两相分配原理，可以从混合物中分离某一化合物或将其各组分逐一分离出来，物质在互不相溶的两相间建立分配平衡，其分配比例取决于该化合物在两相中的相对溶解度。

（2）装置

图 2-21 是常用的液-液萃取装置，整个装置主要由分液漏斗、烧杯、铁架台和铁圈等组成。

（3）操作要点

① 检漏：检查分液漏斗的顶塞和活塞处是否严密，以防止使用过程中发生泄漏。检查的方法通常为先用水试验，若活塞有滴漏，需擦干后再涂润滑脂，重试一次，确认不漏水后方可使用。

② 加入液体：将分液漏斗放在铁架台上的铁圈中，将待萃取的水溶液和萃取剂依次倒入分液漏斗中，塞紧顶塞。

③ 振摇和排气：取下分液漏斗，用右手握住漏斗颈并用手掌顶住漏斗顶塞，左手握住漏斗活塞处，拇指压紧活塞，食指和中指分叉在活塞背面，使漏斗倾斜 45°，前后小心振摇。开始时，振摇要慢，振摇后要小心地进行排气。通常需进行三次振摇，三次排气。

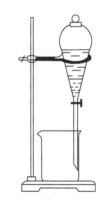

图 2-21　液-液萃取装置

④ 静置与分液：把分液漏斗放回铁圈中，静置 3～5 min。待液体完全分层后，打开上面的顶塞，再缓慢旋开活塞，将下层液体放出，上层液体从分液漏斗的上口倒出。

（4）萃取方法及目的

① 用稀酸萃取：通常用 5% 盐酸进行萃取，目的在于除去有机物料中的碱性杂质。

② 用稀碱萃取：通常用5％碳酸氢钠或碳酸钠水溶液进行萃取，也可以用稀氢氧化钠溶液进行萃取，目的在于除去有机物料中的酸性杂质。

③ 用浓硫酸萃取：目的在于除去饱和烃中的不饱和烃，除去卤代烃中的不饱和烃、醇和醚等。

④ 用水萃取：目的在于除去有机物中的无机盐、强酸、强碱以及水溶性的醇、羧酸、胺等小分子极性物质；用酸或碱进行萃取之后，也常再用饱和食盐水萃取，以保证除去所有微量的酸或碱。

⑤ 用有机溶剂萃取：目的在于将水溶液中的有机物转移到有机溶剂中。

（5）萃取溶剂的选择

对于萃取溶剂，原则上要求：溶剂具有在水中几乎不溶或溶解度很小；溶质在溶剂中的溶解度要比在水中的溶解度大很多；溶剂与溶质不反应；溶剂易于蒸馏回收、价格低、毒性低、不易燃等性质。常用的溶剂有乙醚、苯、四氯化碳、三氯甲烷、二氯甲烷、石油醚、二氯乙烷、正丁醇、乙酸乙酯等。

（6）乳浊液及破乳的方法

乳浊液是一种液体在另一种液体中的胶体悬浊液。当将一种有机溶剂和水溶液剧烈混合时，有机溶剂的微粒往往会悬浮在水溶液中，从而形成乳浊液。若溶液中存在胶质或黏稠物料，则乳化现象更加严重。若溶液呈碱性时，通常产生乳化现象。少量轻质沉淀、两液相相对密度相近、两溶剂部分互溶等均可引起分层不清晰、层间有絮状物的现象。以上现象是萃取操作中经常出现但又很难处理的问题。通常可以采用以下几种方法来破乳。

① 如果溶剂之一是水，那么加入饱和氯化钠水溶液可使水层和有机层减少相互溶解从而促进其分层，有助于破乳。

② 加入几滴水溶性洗涤剂、酸、碱或醇可能有助于破乳。

③ 重力过滤往往有助于破乳，过滤作用除去了胶体粒子，在多数情况下，一旦胶体被除去，乳化现象即消失。

④ 较长时间放置、旋摇、缓慢搅拌也可能有助于破乳。

⑤ 如果已知一种溶液有形成乳浊液的可能，那么混合时应该缓慢，振摇时不宜剧烈。要用缓慢的旋摇进行萃取而不要振摇，或者缓缓地将分液漏斗翻转数次的萃取方法也是可行的。

2. 液-固萃取

液-固萃取的原理和液-液萃取类似。常用的方法有浸取法和连续萃取法。

（1）浸取法

浸取法常用于天然产物的提取，最熟悉的例子就是中药的熬制。将萃取剂加到待萃取的固体物质中加热，使易溶于萃取剂的物质被提取出来，然后再用其他方法纯化提取物。

（2）连续萃取法

连续萃取法一般使用索氏提取器（图2-22）来进行连续萃取。整套索氏提取器由圆底烧瓶、提取筒和回流冷凝管组成。将滤纸做成与提取筒大小相适应的套袋，然后把固体混合物放置在套袋内，装入提取筒中。溶剂的蒸气从烧瓶进入冷凝管中，冷凝后，回流到固体混合物里，溶剂在提取筒内到达一定高度时，就会和所提取的物质一同从侧面的虹吸管流入烧瓶中。溶剂经过反复循环流动，即可将目标物质集中到下面的烧瓶里。

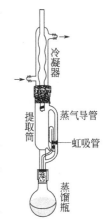

图 2-22　索氏提取器

四、干燥

干燥的目的是除去固体、液体或气体化合物中少量水分或其他有机溶剂，这在有机实验中是既普遍又重要的操作。如很多有机反应需在无水条件下进行，不但要求所有的原料、溶剂要干燥，还要避免空气中的水蒸气进入反应器。再如液体有机物在蒸馏之前均需干燥，不然前馏分会大大增加。另外，有机物在进行红外光谱分析前需要干燥，不然就会影响实验的测定结果。由此可见，此项操作虽然较为简单，但是完成得好坏会影响到有机反应的本身、粗产品的纯化以及产品分析结果的准确性等。因此，操作者必须认真对待这一操作。

干燥方法可分为物理方法和化学方法两种。物理方法通常用吸附、共沸蒸馏、分馏、冷冻、加热和真空干燥等方法达到干燥目的。吸附是经常使用的一种方法，常用的吸附干燥剂有分子筛和和离子交换树脂。不溶于水且可以和水形成共沸混合物的有机液体可用共沸蒸馏的方法干燥。可溶于水而不能和水形成共沸混合物的有机液体可用分馏的方法干燥。冷冻干燥又称升华干燥，是将含水的物料冷冻至冰点以下，让水转化为冰，然后在较高的真空条件下再将冰转化为蒸汽而除水的一种干燥方法。加热干燥是通过加热的方法使物料中的水分气化逸出，以达到干燥的目的，要求物料的热稳定性要好。真空干燥是利用较低温度下，在减压条件下进行干燥以达到除去物料中水分的目的。

化学方法通常利用干燥剂进行除水，以达到干燥的目的。化学方法分为以下两类：一类与水能可逆地结合生成水合物，如 $CaCl_2$、Na_2SO_4 和 $MgSO_4$ 等；另一类与水会发生不可逆化学反应生成新化合物，如金属钠、P_2O_5 和 CaO 等。用干燥剂来干燥液体有机化合物，只能除去少量水分，若液体有机物中含大量水，应设法提前除去。

1. 液体的干燥

液体有机物的干燥，一般是将干燥剂直接加入液体有机物中，并不时剧烈振荡充分接触得以干燥，干燥后的液体往往需进一步蒸馏纯化。

使用干燥剂干燥液体有机物时，应注意以下几个问题。

（1）常用干燥剂和选用原则

干燥剂的选用原则包括以下几点：

① 干燥剂不可溶解于待干燥的液体有机物。

② 干燥剂不能和待干燥的液体有机物发生化学反应。如碱性干燥剂不能用于酸性有机物的干燥；酸性干燥剂不能用于碱性有机物的干燥。有些干燥剂可与待干燥有机物形成配合物，如氯化钙可与醇、胺类形成配合物，因此不能用来干燥这些液体有机物。

③ 要充分考虑干燥剂的吸水容量、干燥效能及干燥速度。吸水容量是指单位质量的

干燥剂能吸收的水量，而干燥效能是指达到干燥平衡时液体有机物的干燥程度。例如 Na_2SO_4 的吸水容量较大，但干燥效能弱，而 $CaCl_2$ 吸水容量较小，但干燥效能较强。如干燥含水量较大而不易干燥的液体有机物时，可先选用吸水容量大的干燥剂以除去大部分水分，再选用干燥效能强的干燥剂进一步干燥。此外，还要考虑干燥剂的干燥速度。

（2）干燥剂的用量

干燥剂的最少用量是通过干燥剂的吸水容量以及水在液体有机物中的溶解度来估算的。事实上，由于液体有机物中的含水量的不同，干燥时间的不同，干燥剂的质量不同，以及干燥剂的干燥速度、颗粒大小及温度等因素的影响，很难具体确定干燥剂的用量。一般来讲，干燥剂的用量要大大超过理论估算的量，但用量过多反而会导致干燥剂吸附了一部分的液体造成产量的损失。一般的参考值是干燥剂的用量为每 10 mL 液体 0.5～1.0 g。在实际操作中，加入干燥剂一段时间后，观察干燥剂的形态，若其大部分棱角清楚可辨，且新加入的干燥剂不结块、不黏附在器壁上，摇动时旋转并伴有颗粒状悬浮物，这就表明干燥剂的用量已合适。

（3）液体干燥操作

在干燥操作之前，先尽可能将待干燥液体有机物的水分分离干净，表面应观察不到水层或悬浮的水珠，将液体置于锥形瓶中。干燥剂需研成大小合适的颗粒，颗粒太大时会因比表面积太小吸水太慢，且干燥剂的内部不起作用造成干燥剂的浪费；若颗粒太小则不易过滤，同时也吸附了过多的液体导致产量下降。干燥剂的用量不宜太多，否则因吸附过多液体而引起更大的损失。干燥剂采用分批少量加入的方式，每次加入少量后不断地旋摇并观察一段时间，反复操作直至液体由浑浊变澄清，同时干燥剂也不黏在锥形瓶瓶壁上，干燥剂的用量基本合适，再加入过量 15％左右的干燥剂，盖上橡皮塞静置 0.5 h 左右。

干燥时若出现下列几种情况，需做相应处理：

① 加入干燥剂后出现水层，说明液体有机物含水太多，干燥剂已经溶解。应将水层分出后，再重新加入干燥剂。

② 若干燥剂黏附于锥形瓶器壁上，说明干燥剂用量太少，应适当补加干燥剂。

③ 若用于黏稠液体的干燥时，液体有机物需用溶剂进行稀释后再加干燥剂。

④ 未知液体有机物的干燥，常用中性干燥剂。

2. 固体的干燥

固体有机物的干燥常有以下几种方法。

（1）自然晾干

将抽干待干燥的固体置于表面皿上或培养皿中，尽量平铺成薄薄的一层，用一张滤纸或培养皿覆盖上，以免灰尘沾污，然后在室温下放置直到干燥为止。一般适用于对热稳定性差且在空气中不吸潮的固体有机物。缺点是干燥时间长，一般需数天时间才能完全干燥。

（2）滤纸吸干

有时固体所吸附的溶剂过多，抽气过滤时很难抽干，这时可将固体放在滤纸上，上面再用滤纸挤压以吸出多余的溶剂，但这种方法干燥的固体中难免会留存有一些水分无法彻底干燥。

（3）红外线干燥

实验室常用的是红外线快速干燥箱或红外灯。利用红外线穿透力强的特点，使水分或溶剂从固体内部蒸发出来。这种方法适用于热稳定性好又不易升华的固体有机物。方法优点是干燥速度较快。

（4）烘箱烘干

对于熔点较高、无腐蚀、无挥发性、热稳定好且不易燃的固体有机物，可以置于烘箱中烘干。烘箱中烘干固体有机物时需严格控制温度。切忌将易燃或易爆物放在烘箱内烘烤。

（5）干燥器中干燥

① 普通干燥器：对易吸潮或热不稳定的固体有机物可置于干燥器中干燥。干燥器的盖子与缸身之间的平面通过磨砂（通常在磨砂处涂上凡士林）保持密闭。干燥器中存放有干燥剂，干燥剂和被干燥物放在同一密闭容器中但互不接触，利用干燥剂吸收固体有机物中缓慢挥发出来的水或溶剂达到干燥的目的。常用的干燥剂是变色硅胶，无水时的硅胶是蓝色的，吸收了过多的水分后变成粉红色，加热除掉水分后可以重新使用。

② 真空干燥器：真空干燥器如图 2-23 所示，其结构大体和普通干燥器相似。只是顶部装有一个带活塞的导气管，可连接循环水真空泵抽真空，和普通干燥器相比，真空干燥器通过抽真空可以提高干燥速度。

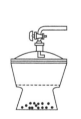

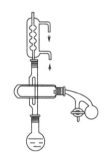

图 2-23　真空干燥器　　　　图 2-24　真空恒温干燥器

③ 真空加热干燥：图 2-24 所示是能升温的真空恒温干燥器。它使待干燥物处于真空条件下进行加热干燥，并利用循环水真空泵抽真空，加快干燥的速率。这种干燥器是针对在高温条件下容易分解、聚合、变质以及加热时对氧气较敏感的固体有机物，但只适用于少量物质的干燥。

（6）真空冷冻干燥

对于热不稳定的固体有机物，还可利用特殊的真空冷冻干燥机进行干燥，即在低温低压条件下，使固体有机物中的水分冻结后升华而除去。但该方法所用的设备昂贵，成本高，一般的实验室很少用。

3. 气体的干燥

有机化学实验中常用的气体有 N_2、O_2、CO_2、H_2、Cl_2 和 NH_3 等，有时也需对它们进行干燥。气体的干燥通常是让气体流经含干燥剂的容器，常用的有干燥管、干燥塔或洗气瓶。如用固体干燥剂来干燥气体通常在干燥塔中进行，如图 2-25 所示；如用浓 H_2SO_4 等液体干燥剂来干燥化学惰性气体，通常在洗气瓶中进行，如图 2-26 所示。

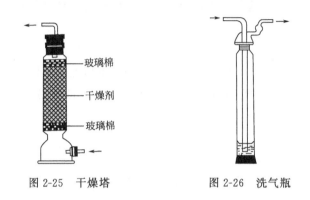

图 2-25　干燥塔　　　　　图 2-26　洗气瓶

干燥气体常用的干燥剂列于表 2-1 中。

表 2-1　干燥气体常用的干燥剂

干燥剂	适用气体
石灰、NaOH、KOH	NH_3、胺类
碱石灰	O_2、N_2、NH_3、胺类
无水 $CaCl_2$	H_2、HCl、CO、CO_2、N_2、O_2、低级烷烃、乙醚、卤代烃、烯烃
P_2O_5	H_2、O_2、CO_2、N_2、SO_2、烷烃、烯烃
$CaBr_2$、$ZnBr_2$	HBr
分子筛	O_2、H_2、CO_2、H_2S、烷烃、烯烃
浓 H_2SO_4	N_2、O_2、CO_2、Cl_2、HCl、烷烃

五、过滤

过滤是分离液固混合物的常用方法。过滤通常有两个目的：一是滤除溶液中的不溶物质；二是去除溶剂或溶液得到结晶。常用的过滤方法主要有普通过滤、减压过滤和热过滤三种。在实验中应根据液固体系的性质，采用不同的过滤方法。

1. 普通过滤

普通过滤的推动力是重力，滤液靠自身的重力透过滤纸流下，实现分离。

（1）装置

图 2-27 为常用的普通过滤装置，整套装置主要由圆锥形玻璃漏斗、烧杯、铁架台、铁圈等组成。

（2）操作要点

① 一贴：将滤纸四折折叠好，放入圆锥形玻璃漏斗中，用纯化水即时润湿滤纸，使滤纸紧贴漏斗内壁，不残留气泡。

② 二低：滤纸边缘略低于漏斗边缘，液面低于滤纸边缘。

③ 三靠：倾倒滤液时烧杯杯口要紧靠玻璃棒，玻璃棒下端抵靠在三层滤纸处，漏斗下端长的一侧管口紧靠烧杯内壁。

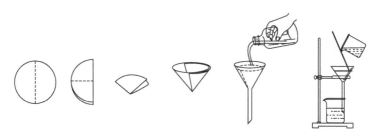

图 2-27　普通过滤

2. 减压过滤

减压过滤是指利用真空泵使抽滤瓶内减压，从而使布氏漏斗液面与抽滤瓶内形成压力差，加快过滤速度，实现分离。减压过滤的优点是过滤与洗涤速度快，液体和固体分离完全，滤除的固体容易干燥。它是药物化学实验中常用的一种过滤方法。

（1）装置

图 2-28 为常用的减压过滤装置，整套装置主要由布氏漏斗、抽滤瓶与真空泵等组成。

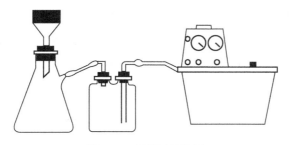

图 2-28　减压过滤装置

（2）操作要点

布氏漏斗用橡皮塞固定在抽滤瓶上，布氏漏斗下端的缺口对着抽滤瓶的侧管，抽滤瓶和水泵之间用厚壁橡皮管连接，布氏漏斗中的滤纸直径要略小于布氏漏斗底板的内径，且须盖住所有的小孔。过滤前先用少量的溶剂润湿滤纸，然后开启水泵，使滤纸紧贴于底板上。然后将固体转移至布氏漏斗中，待溶剂抽干后用干净的玻璃瓶塞在晶体上轻轻挤压，尽量除去母液。为了再除去晶体表面的母液，需用少量的溶剂洗涤晶体。洗涤方法是：先脱开抽滤瓶侧管的橡皮管（或松开布氏漏斗与抽滤瓶之间的橡皮塞），然后关闭水泵，将少量的溶剂均匀地洒在晶体上，使晶体刚好被溶剂盖住，再用玻棒小心搅动晶体（不要使滤纸松动），重新接好橡皮管，开启水泵抽干溶剂，重复上述操作两次。在关闭水泵前，要切记先使抽滤瓶与大气相通，以防止水泵中的水倒流。

3. 热过滤

热过滤是指在较高温度下进行的过滤操作。用锥形的玻璃漏斗过滤热的饱和溶液时，常在漏斗中或其颈部析出晶体，使过滤发生困难，这时可以用保温漏斗来过滤。

为了尽量利用滤纸的有效面积以加快过滤速度，过滤热的饱和溶液时，常使用折叠式滤纸，其折叠方法如图 2-29 所示。

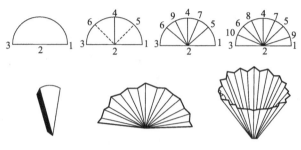

图 2-29　折叠式滤纸

先把滤纸折成半圆形，再对折成圆形的四分之一，展开如图 2-29。再以 1 对 4 折出 5，3 对 4 折出 6，1 对 6 折出 7，3 对 5 折出 8；以 1 对 5 折出 9，3 对 6 折出 10；然后在 1 和 10、10 和 5、5 和 7……9 和 3 间各反向折叠。把滤纸打开，在 1 和 3 的地方各内向折叠一个小叠面，最后做成如图 2-29 所示的折叠滤纸。在每次折叠时，在折纹近集中点处切勿对折纹重压，否则在过滤时滤纸的中央易破裂。使用前宜将折好的折叠滤纸翻转并做整理后放入漏斗中。

过滤时，把热的饱和溶液逐渐倒入漏斗中，在漏斗中的液体不宜积得太多，以免析出晶体，堵塞漏斗。也可用布氏漏斗趁热进行减压抽滤。为了避免漏斗破裂和在漏斗中析出晶体，最好先用热水浴、水蒸气浴或在电烘箱中把漏斗预热，然后再用来进行热过滤。

六、重结晶

1. 原理

固体有机物在溶剂中的溶解度与温度有密切关系。一般是温度升高溶解度增大。若把固体溶解在热的溶剂中达到饱和，冷却时则由于溶解度降低，溶液过饱和而析出结晶。

利用溶剂对被提纯物质及杂质的溶解度不同，可以使被提纯的物质从过饱和溶液中析出，让杂质全部或大部分留在溶液中（或被过滤除去），从而达到提纯目的。重结晶适用于产品与杂质性质差别较大、产品中杂质含量小于 5% 的体系。

2. 一般步骤

重结晶一般从选择溶剂开始，经过配制热过饱和溶液、过滤、冷却析晶、过滤收获晶体等过程，必要时，还可用活性炭脱色。重结晶装置如图 2-30 所示。

（1）溶剂的选择

理想的重结晶溶剂应满足：①不与被提纯物质发生化学反应；②对被提纯物质在较高温度时溶解度大，较低温度时溶解度小；③对杂质溶解度大，不易结晶而留在母液中，或对杂质溶解度极小，不溶于热溶剂中而被过滤除去；④沸点低，容易挥发；⑤能形成良好的晶体、价廉易得、毒性低等。

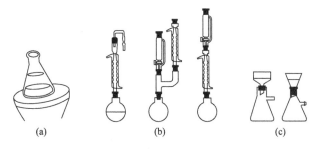

图 2-30　重结晶装置

（a）水做溶剂制热饱和溶液装置；（b）有机物做溶剂制热饱和溶液装置；（c）过滤装置

选择溶剂的具体方法：取 0.1 g 样品于适宜试管中，滴加 1 mL 某溶剂，振摇，加热（微热），观察溶解状况，如能在室温或加热条件下全部溶解，说明溶剂对该物质溶解度大，不适合重结晶；若在加热到沸腾状态时还不溶解，可小心补加溶剂，每次 0.5 mL，当溶剂添加至 4 mL，在沸腾状态时仍溶解不完全的，则说明溶剂对该物质的溶解度太小，也不适合重结晶。反之，如 0.1 g 样品能溶解在 1～4 mL 沸腾的溶剂中，且冷却后自行析出较多晶体，则此溶剂适合。如有多种溶剂适合，可对收率、毒性及操作难易进行比较选择最优的溶剂。

有时在重结晶时，需使用混合溶剂。混合溶剂的选择有两种方法：①固定配比法，即将两种溶剂（良好溶剂和不良溶剂）按比例混合，然后按照单一溶剂实验方法选择；②随机配比法，即先将样品溶于沸腾的良好溶剂中，热滤除去不溶性杂质，然后逐渐滴加入热的不良溶剂至出现浑浊，振摇浑浊不消失，再加入少量良好溶剂，使溶液变澄清，放置冷却析出晶体。

常用重结晶单一溶剂的物理常数见表 2-2。

表 2-2　常用重结晶单一溶剂的物理常数

溶剂	沸点/℃	熔点/℃	闪点/℃	相对密度	与水混溶性	易燃性
水	100	0		1.00	＋	－
甲醇	64.96	－97	11	0.79	＋	＋＋
乙醇（95%）	78.4	－144.3	13	0.80	＋	＋＋
乙腈	80.8	－45.7	6	0.78	＋	＋＋
冰醋酸	118.1	16.7	40	1.05	＋	＋
丙酮	56.5	－94.9	－20	0.79	＋	＋＋＋
乙醚	34.51	－112.6	－45	0.71	－	＋＋＋＋
石油醚	30～60	＜－70	＜－20	0.64	－	＋＋＋＋
乙酸乙酯	77.06	－83	－4	0.90	－	＋＋＋
苯	80.5	5.5	－11	0.88	－	＋＋＋＋
甲苯	110.6	－95.0	4.4	0.87	－	＋＋＋
四氢呋喃	66	－108.4	－17	0.89	＋	＋＋＋＋
氯仿（三氯甲烷）	61.7	－63.5		1.48	－	－
四氯化碳	76.7	－22.9		1.59	－	－

续表

溶剂	沸点/℃	熔点/℃	闪点/℃	相对密度	与水混溶性	易燃性
异丙醇	82.4	−88.5	12	0.79	+	+++
环己烷	80.8	6.5	−16.5	0.78	−	++++
二氧六环	101.3	11.8	12	1.03	+	+++
二氯甲烷	40.8	−95.1		1.34	微溶	−

常用的混合溶剂包括水-乙醇、甲醇-水、水-丙酮、水-乙酸、乙醚-丙酮、甲醇-乙醚、石油醚-苯、甲醇-二氯乙烷、氯仿-醇、吡啶-水、石油醚-丙酮、氯仿-醚、苯-乙醇、石油醚-乙醚等。

（2）热溶液的配制

热溶液的配制也称溶样，通常有用水和有机溶剂溶解样品两种情况。

如果用水为溶剂配制热溶液，可用电炉加热，在烧杯中进行，需使用回流装置。将样品称重，置于圆底烧瓶中，加入比需要量略少的有机溶剂，连接装置，开冷凝水，加热，观察样品溶解状况。若到沸腾时还不溶解，可分次从冷凝管顶端往烧瓶中滴加溶剂，直到样品完全溶解。如溶液完全澄清透明，可进行冷却结晶；如有不溶性杂质，则需多加20%溶剂，继续加热至沸腾，然后热过滤；如有颜色或树脂状物质，则需多加20%溶剂后进行脱色操作。

（3）脱色

待溶液稍冷，取下回流冷凝管，根据有色物质的多少，加入样品质量1%～5%的脱色剂，通常为活性炭或按溶液体积的0.1%～0.5%加入活性炭（沸腾状态下不能加入脱色剂，否则易暴沸甚至起火）。脱色剂加入后，轻轻振摇烧瓶或加入搅拌子通过磁力搅拌使脱色剂与溶液充分接触。连接装置，加热至沸腾保持几分钟后，趁热过滤。沸腾时间太长，溶质吸附增加，脱色效果反而不好。如一次脱色效果不好，可重复多次。用水作溶剂的时候，可直接用玻璃棒搅拌。

（4）热过滤

重结晶的热溶液是过饱和溶液，需要进行热过滤。通常热过滤方法有常压热过滤和减压热过滤两种。常压热过滤也称重力过滤，使用短颈或无颈漏斗，漏斗、滤纸需事先在烘箱中预热，最好是使用保温漏斗在保温状态下过滤。减压热过滤即抽滤，最大优点是过滤速度快，固液分离彻底；缺点是挥发溶剂易被抽走，滤液瓶中出现结晶以及操作不当时，活性炭等颗粒物质易穿过滤纸进入滤液瓶。将热溶液趁热抽滤，以除去不溶的杂质，得到热溶液。

（5）冷却结晶

处理好的热溶液在室温下慢慢冷却，溶质溶解度变小，会部分析出，此过程称为冷却结晶或析晶。冷却结晶的关键是控制冷却速度以得到大小合适的晶体。冷却速度太快，如冷水急剧降温形成的晶体非常细小甚至杂质也以沉淀析出，小颗粒晶体表面积大导致吸附的母液多，往往夹带的杂质也多，而沉淀也直接包裹杂质；如降温太慢，形成晶体太大，太大的晶体中包裹母液的可能性大。通常控制降温速度使晶体在数十分钟或数十小时析出为宜，而非数分钟或数天，析出的晶粒大小在 1.5 mm 为宜。通常将热溶液置于室温，让其自然慢慢冷却，或置于热水浴中，让其随热水一起慢慢冷却。

杂质的存在会影响晶核的形成和生长，某些时候溶液虽是过饱和状态，但是不能析出晶体。在这种情况下，可以用玻璃棒摩擦结晶瓶内壁或投入少量晶种，帮助形成晶核；如没有晶种，可用玻璃棒蘸少许溶液使溶剂挥发后可作为晶种，然后将玻璃棒伸入溶液中搅拌；确实难以结晶的可在冰箱中放置较长时间来结晶。

有时溶液冷却后，析出的不是晶体而是油状物，这种油状物含有太多的溶剂，最好重新选择结晶溶剂。

（6）晶体的滤集和洗涤

将晶体从母液中分离一般采用抽滤的方法。抽滤时是要尽量将母液抽尽，为此可用不锈钢铲或玻璃棒把晶体压实，如有大块晶体时要研碎。为了除去晶体表面的母液，可用少量新鲜溶剂洗涤，一般洗涤 2～3 次即可。

重结晶得到的晶体需要充分干燥以除去少量溶剂。根据样品的吸湿性及溶剂的挥发性来决定采用何种干燥方法。若产品不易吸水，溶剂又易挥发，可在空气中让溶剂自然挥发干燥（晾干）。不易挥发的溶剂，可根据产品的性质（熔点、吸湿）分别采用烘箱、红外干燥或者减压干燥等适合的干燥方式。干燥好的样品立即测定熔点，根据熔点测定的结果判断是否需要再次进行重结晶。滤出结晶，必要时用适宜的溶剂洗涤晶体。

3. 操作要点

① 在溶样或热溶液配制过程中要严格遵守实验室安全操作规程。

② 为了定量地评价结晶和重结晶操作，以及便于重复，固体和溶剂都应予以称量和计量。为了使结晶和重结晶收率高，溶剂要尽量少。

③ 在使用混合溶剂进行结晶和重结晶时，最好将欲纯化的化学试剂溶于少量溶解度较大的溶剂中，然后趁热慢慢地分小份加入溶解度较小的第二种溶剂，直到它触及溶液的部位有沉淀生成但旋即又溶解为止。如果溶液的总体积太小，则可多加一些溶解度大的溶剂，然后重复以上操作。有时也可用相反的程序，将欲纯化的化学试剂悬浮于溶解度小的溶剂中，慢慢加入溶解度大的溶剂，直至溶解，然后再滴入少许溶解度小的溶剂加以冷却。

④ 加入脱色剂之前要先将溶剂稍微冷却，因为加入的脱色剂可能会自动引发原先抑制的沸腾，从而发生激烈的、爆炸性的暴沸。活性炭内含有大量的空气，故能产生泡沫。加入活性炭后可煮沸 5～10 min，然后趁热抽滤去除活性炭。在非极性溶剂如苯、石油醚中，活性炭脱色效果不好，可使用其他方法，如用氧化铝吸附脱色等。

⑤ 欲纯化的化学试剂为有机试剂时，形成过饱和溶液的倾向很大，要避免这种现象，可加入同种试剂或类质同晶物的晶种，用玻璃棒摩擦器壁也能形成晶核，此后晶体即沿此核心生长。

⑥ 结晶的速度有时很慢，冷溶液的结晶有时候要数小时才能完全。在某些情况下数星期或数月后还会有晶体继续析出，所以不应过早将母液弃去。

⑦ 为了降低欲纯化试剂在溶液中的溶解度，以便析出更多的结晶，提高产率，往往

对溶液采取冷冻的方法。可以放入冰箱中或用混合冷却剂冷却。

⑧ 母液中含有一定数量的目标物质，要注意回收。如将溶剂除去一部分后再使其冷却结晶析出，通常其纯度不如第一次析出的晶体。若经纯度检查不合要求，可用新鲜溶剂再次结晶，直至符合纯度要求为止。

七、色谱分离技术

色谱分离技术亦称层析技术，是目前分离混合物最简便有效的方法。早在 1903 年，俄国植物学家 Tsweet 将植物色素石油醚提取物倒入装有固体碳酸钙粉末的玻璃管中，然后用石油醚连续冲洗，结果装有碳酸钙的玻璃管中出现了不同颜色的色带，即植物色素混合物在随石油醚一同流过碳酸钙的过程中实现了不同颜色物质的分离。1905 年，Tsweet 发文称这种分离方法为色谱分离法，也即层析分离技术。今天色谱分离技术与各种检测手段的高度集成产生了一系列分离、分析复杂混合物的仪器，如气相色谱、液相色谱、超临界流体色谱以及毛细管电泳（毛细管电色谱）等，它们在生命科学、材料科学、环境科学以及药学等领域被广泛应用。各国药典中收载了很多使用色谱分离（分析）方法对药物进行定性检查、含量测定、杂质分析的方法。

1. 色谱分离技术的原理

色谱法是利用不同性质的物质在互不相溶的两相中分配系数、吸附与解吸附或其他性质的不同而实现分离的，其中一相为固定相（stationary phase），可以是液体和固体，另一相为流动相（mobile phase），可以是气体或液体。固定相不动，流动相携带被分离物质做连续穿过固定相的相对运动，在此过程中被分离物质在两相间进行反复多次的分配，而不同的物质由于分配系数的差异，导致它们随流动相移动的速率不同（差速迁移），即在相同时间内移动的距离不同，最终实现分离。因此，分配系数的差异是色谱分离的先决条件。通常一个物质通过固定相会完成多达数千甚至数万次的分配平衡，在此过程中能够将分配系数差异放大，这也是色谱分离系统分离能力强的原因。

由于色谱法的固定相和流动相种类比较多，其形式和机制也多种多样，但根据操作方法（固定相性状）可以分为两大类，即柱色谱和平面色谱。柱色谱是将固定相做成柱装，如经典柱色谱、气相色谱、高效液相色谱等；平面色谱是将固定相做成薄的平板，如薄层色谱和纸色谱。在药物化学实验过程中常用各种柱色谱和薄层色谱来进行分离纯化、反应进程检测、杂质检查等工作。

2. 柱色谱和薄层色谱常用固定相

薄层色谱将适宜的固定相涂在支持物（玻璃片、铝箔及塑料品）上形成均匀的薄层，样品点在薄层的一端，然后流动相（展开剂）利用毛细管力沿点样端穿过固定相来实现分离；经典柱色谱则是将固定相装于柱管中，流动相（洗脱液）靠重力穿过固定相。由此可见，二者在机制上并无本质上的不同，只是操作形式不同而已。因此，凡是柱色谱用的固定相都可以用于薄层色谱，但薄层色谱要求的颗粒相对较小、粒度范围更窄。柱色谱和薄层色谱固定相颗粒大小在 $10\sim40~\mu m$。为了得到稳固的薄层，薄层色谱用的吸附剂（固定相)以 5%～20% 的烧石膏或者淀粉作为黏合剂，柱色谱用吸附剂中一般不加黏合剂。加入烧石膏的吸附剂用字母"G"，不含黏合剂的用字母"H"标注，如硅胶 G、氧化铝 G 和硅藻土 G 则表示这些吸附剂中均含烧石膏。此外，薄层色谱固定相中也加入荧光物质，后缀字母"F"表示，如硅胶 GF254，表明该硅胶含烧石膏，且在 254 nm 紫外光下显荧光，纤维素 F369 表示该纤维素在 369 nm 光下显现荧光。柱色谱用吸附剂一般不含荧光物质。柱色谱和薄层色谱常用固定相及适宜分离的物质见表 2-3。

表 2-3 常用固定相及适宜分离的物质

固定相	分离机制	应用范围	注意
活性炭	非极性吸附剂,在水溶液中吸附力强,在有机溶剂中吸附力弱	主要分离水溶性成分,如氨基酸、糖类或某些苷等	柱色谱一般用颗粒活性炭,用前经稀盐酸、乙醇、水洗涤,80℃干燥
硅藻土	多孔,比表面积大,吸附力弱	常作分配色谱的载体或掺入硅胶中增加分离效果	
羟基磷灰石	$Ca_{10}(PO_4)_6OH_2$,简称 HAP,具有阴离子和阳离子吸附点,吸附容量高,稳定性好,在 $T<85℃$、pH 5.5～10.0 时均可使用	纯化蛋白质、酶、核酸、病毒和用于其他生物样品的分离	
硅胶	$SiO_2 \cdot xH_2O$,是一种酸性吸附剂,有弱碱性阳离子交换能力	微酸性,适用于分离酸性和中性物质,如有机酸、氨基酸、甾体等,天然产物中大多数物质用硅胶分离	不宜分离碱性物质
酸性氧化铝	氧化铝用稀硝酸或稀盐酸酸化得到的产物,不仅中和了氧化铝中含有的碱性杂质,并使氧化铝颗粒表面带有 NO_3^- 或 Cl^- 的阴离子,从而具有离子交换剂的性质	pH 4～5,适合于分离酸性化合物	通常用于 400℃ 高温下加热 6 h,使氧化铝的含水量在 0%～3%,可得到 Ⅰ 级或 Ⅱ 级氧化铝,但温度过高也会破坏氧化铝的内部结构
中性氧化铝	碱性氧化铝除去碱性杂质而得	中性氧化铝(pH 7)适合于分离生物碱、挥发油、萜类、甾体及在酸或碱中不稳定的苷类、酯类等化合物	不适用于酸性成分的分离
碱性氧化铝	混有碳酸钠等而显碱性	碱性氧化铝(pH 9～10)适合于分离碱性化合物,如生物碱	可能会与醛、酮、内酯等类型的化合物发生次级反应
纤维素	纤维素吸附水分子层为固定相,属于分配色谱	氨基酸、羧酸、碳氢化合物	
聚酰胺	含有大量酰胺基团,其羰基可与含羟基的物质形成氢键,其亚氨基又与硝基化合物或醌类形成氢键,而产生吸附作用	极性物质如黄酮、酚类、醌类、硝基化合物、氨基酸及其衍生物、核酸类物质等	

续表

固定相	分离机制	应用范围	注意
大孔吸附树脂	一类高分子吸附树脂,不含交换基团,具有发达的孔网结构和较大的比表面积	物理吸附,从溶液中选择性地吸附有机物	
各种凝胶	凝胶过滤,按分子大小分离	适用于不同分子量的各种物质的分离,特别是生物大分子的分离	
离子交换剂	阴离子交换剂,阳离子交换剂	氨基酸、多肽、蛋白质、糖类、核苷酸和有机酸等	
各种键合固定相	在支持物上键合不同的功能基团	由功能基团决定	
手性固定相	属于配体交换色谱	拆分对映体	

3. 柱色谱

柱色谱也称柱层析,既包括以氧化铝、硅胶、聚酰胺等为吸附剂的吸附色谱,也包括用硅胶、硅藻土、纤维素等为支持剂的分配色谱。图 2-31 所示是实验室中常见的柱色谱装置。吸附柱色谱通常在玻璃管中填入表面积大、经过活化的多孔性或粉状固体吸附剂（固定相）,液体样品从柱顶加入,流经吸附柱时,被吸附在柱的上端,然后从柱顶加入洗脱溶剂（流动相）进行冲洗、展开。由于各组分在固定相中的吸附作用力不同,以及在流动相中的溶解度不同,各组分以不同的速度沿柱下移。被固定相吸附作用较强、在流动相中溶解度较小的组分,其下移的速度较慢。反之,下移速度较快。随着洗脱剂的不断淋洗,柱中会形成若干色带,如图 2-32 所示,分别收集各组分,再逐个鉴定。柱色谱法主要用于分离。

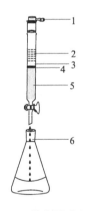

图 2-31　柱色谱装置图

1—导气活塞；2—流动相；3—砂层；
4—样品层；5—填充物；6—锥形瓶

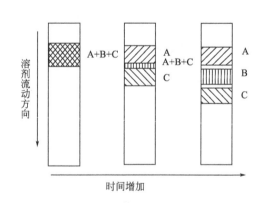

图 2-32　色带的展开

（1）吸附剂

常用的吸附剂有氧化铝、硅胶、氧化镁、碳酸钙和活性炭等。选择吸附剂首先要满足吸附与被吸附物质及展开剂均无化学作用,其次要考虑颗粒大小及酸碱性问题,吸附剂颗粒太大,展开剂流速快会导致分离效果不好；吸附剂颗粒太小则流速过慢,影响分离效率。色谱用的氧化铝可分为酸性、中性和碱性三种。酸性氧化铝是用1%盐酸浸泡后，用蒸馏水洗至悬浮液pH为4～4.5，然后干燥脱水，备用。酸性氧化铝用于分离酸性物质。中性氧化铝pH为7.5，用于分离中性物质；碱性氧化铝pH为9～10，用于分离生物碱、碳氢化合物等。吸附剂的活性与其含水量有关，含水量越低，活性越高，氧化铝的活性分五级，其含水量分别为0%（Ⅰ级）、3%（Ⅱ级）、6%（Ⅲ级）、10%（Ⅳ级）、15%（Ⅴ级）。一般常用的是Ⅱ～Ⅲ级。

吸附剂与被吸附物质之间的吸附力与化合物分子的极性有关，分子极性越强，吸附能力越大，氧化铝对各种化合物的吸附性按下列顺序递减：

酸、碱＞醇、胺、硫醇＞酯、醛、酮＞芳香族化合物＞卤代物＞醚＞烯＞饱和烃

（2）溶剂和洗脱剂

溶剂的选择是色谱分离中重要的一环，除要考虑本身的性质外，还应考虑被分离各组分的极性和溶解度。溶剂的极性应比样品小一些，如果极性太大样品不易被吸附剂吸附，但也不能太小，极性太小，随着溶液的体积增加，易使色谱分散；此外，溶剂对样品的溶解度不能太大，否则影响吸附。

样品吸附在吸附剂上后，如果用原来溶解样品的溶剂冲洗柱子不能达到分离的目的，可选用极性较大的溶剂作为洗脱剂。为了提高洗脱剂的洗脱能力，一般用混合溶剂冲洗，常用的洗脱溶剂的极性按以下次序递增：

石油醚＜环己烷＜苯＜氯仿＜乙醚＜乙酸乙酯＜丙酮＜乙醇＜甲醇＜水＜吡啶＜乙酸

（3）装柱

色谱柱的大小视处理样品的量而定（表2-4）。用于制备性分离时，柱的长度与直径之比一般为10：1～40：1；用于分析性分离时，柱的长度与直径之比一般约为75：1。

表2-4　色谱柱的大小、吸附剂量及样品量

样品量/g	吸附剂量/g	柱的直径/cm	柱高/cm
0.01	0.3	3.5	30
0.10	3.0	7.5	60
1.00	30.0	16.0	130
10.00	300.0	35.0	280

装柱时先将玻璃管洗净并干燥，柱底铺一层玻璃棉或脱脂棉，再铺一层厚约5 mm的砂，然后将氧化铝装入管内，必须装填均匀，严格排除空气，吸附剂不能有裂缝。填装方法有湿法和干法两种。湿法装柱是先将溶剂装入管内，再将氧化铝和溶剂调成浆状，慢慢倒入管中，将管子下端活塞打开，控制溶剂的流出速度，约为每秒1滴，用木棒或套有橡皮管的玻璃棒轻轻敲击柱身，使氧化铝逐渐下沉，紧密填装在柱内。干法装柱则需要先在柱内装入2/3溶剂，在管口上放一个漏斗，打开活塞，让溶剂慢慢地滴入锥形瓶中，接着把干吸附剂经漏斗以细流状倾泻到管柱内，轻敲管柱，使吸附剂均匀地向下沉降到底部。填充完毕后，用滴管吸取少量溶剂把粘附在管壁上的吸附剂颗粒冲入柱内，继续敲击柱身直到柱体不再下沉为止。装完之后，应在吸附剂上面加一层厚约5 mm的石英砂或一个小圆形滤纸、玻璃丝、脱脂棉，以保证吸附剂上端顶部平整，不受流入溶剂干扰，操作时应

保持溶剂的流速，不能使液面低于砂的上层，以保证整个过程吸附剂都被溶剂所覆盖。

（4）洗脱液收集

洗脱液采用等份法收集，如 5 mL、10 mL、20 mL、30 或 50 mL 为 1 份，根据样品多少而定，用小试管或小三角烧瓶收集。

（5）控制洗脱液流出的速度

洗脱液流出速度不能太快，否则柱中交换来不及平衡，影响分离效果。一般以每秒 1~2 滴为宜。

（6）洗脱液薄层色谱检测与合并

将每一个小烧瓶（或试管）按编号点样于薄层板上，用相同的洗脱剂展开，将 R_f 值相同的合并，经旋转蒸发仪旋转浓缩。

（7）样品纯化

经洗脱分离、蒸发浓缩所得到的样品往往还掺杂着许多杂质，此时样品难以达到波谱分析的要求，更不可能对其进行元素分析，所以需要进一步蒸馏或重结晶等方可得到纯净的样品组分。

4. 薄层色谱

薄层色谱（thin layer chromatography，TLC）又称薄层层析，从 20 世纪 50 年代开始发展至今，是色谱法中应用最普遍的方法之一。与其他色谱相比，TLC 具有分离速度快、效率高等特点，目前常用于物质的鉴定、跟踪反应进程及摸索和确定柱层析的洗脱条件等，是一种微量、快速、简便的分析方法。

薄层色谱将吸附剂或者支持剂（有时加入固化剂）均匀地铺在一块板（玻璃板或塑料板）上形成薄层。把待分离的样品点在薄层上，然后在层析缸中用适宜的溶剂展开，利用吸附剂对样品中各成分吸附能力的不同，及展开剂对它们的解吸附能力的不同，使各成分展开速度不同以达到分离的目的。

比移值（R_f 值）表示物质移动的相对距离。

$$R_f = \frac{原点至斑点中心的距离}{原点至溶剂前沿的距离}$$

（1）吸附剂

和柱色谱相似，薄层吸附色谱的吸附剂常用的是氧化铝和硅胶。硅胶分为："硅胶 H"，不含黏合剂；"硅胶 G"，含烧石膏作黏合剂；"硅胶 HF254"，含荧光物质，可在波长 254 nm 紫外光下观察荧光；"硅胶 GF254"，含有烧石膏和荧光剂。氧化铝也分为氧化铝 G、氧化铝 GF254 及氧化铝 HF254。其中最常见的是氧化铝 G 和硅胶 G。

薄层吸附色谱与柱色谱一样，化合物的吸附能力与它们的极性成正比，具有较大极性的化合物吸附较强，因而 R_f 值就小。利用化合物极性不同，就可将它们分开。

（2）薄层板的制备

目前薄层色谱多用商品薄板，也可按以下方法自制，图 2-33 所示为薄层涂布器。取薄层用固定相适量，用适量羧甲基纤维素钠水溶液（0.5%~0.7%）调成糊状，均匀涂布于玻璃板上；根据吸附剂颗粒大小，薄层厚度控制在 0.25~2 mm，颗粒小薄层可以较薄；

将涂布好的薄层板置于室温晾干后，放在烘箱内加热活化，活化条件根据需要而定。硅胶板一般在烘箱中渐渐升温，维持 105～110 ℃活化 30 min。氧化铝板在 200 ℃烘 4 h 可得到活性为Ⅱ级的薄板，在 150～160 ℃烘 4 h 可得到活性为Ⅲ～Ⅳ级的薄板。活化后的薄层板放在干燥器内保存待用。

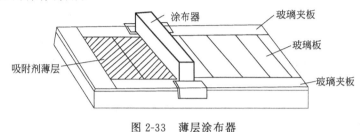

图 2-33　薄层涂布器

（3）点样

点样有自动点样器和手动毛细管点样，样品数量少时一般用毛细管点样。在距薄板一端 1.5～2.0 cm 处用铅笔轻轻画线作为点样线（画线不能损坏薄板面），用毛细管吸取样品溶液点于线上适当位置。如溶液太稀，一次点样不够，待点样点干后，再点第二次、第三次，一般为 2～5 次，每次点样都应点在同一圆心上，点样为圆点，直径不超过 2 mm，点间距离 1.5～2 cm。除另有规定外，用点样器点样与毛细管点样基本相同，点间距离可视斑点扩散情况以不影响检出为宜。点样时必须注意勿损伤薄层表面。

（4）展开

薄层色谱的展开需要在密闭容器中进行。为使溶剂蒸气迅速达到平衡，可在展开槽内衬一片滤纸。在层析缸中加入配好的展开溶剂，使其高度不超过 1 cm。将点好的薄层板小心放入层析缸中，点样一端朝下，浸入展开剂中，但点样线不能浸入展开剂液面下。盖好瓶盖，展开剂前沿上升到一定高度时取出，尽快在板上标上展开剂前沿位置。晾干，观察斑点位置，计算 R_f 值。

（5）显色

被分离物质如果是有色组分，展开后薄层色谱板上即呈现出色斑点。如果化合物本身无色，则可以用碘蒸气熏的方法显色。还可使用腐蚀性的显色剂如浓硫酸、浓盐酸和浓磷酸等。

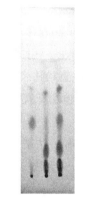

图 2-34　展开后紫外照射下的薄层板

在紫外光下观察含有荧光剂的薄层板，展开后的有机化合物在亮的荧光背景上呈暗色斑点（图 2-34）。

第三节　文献检索

一、文献检索方法

所谓文献检索方法，即查找文献的方法，往往与文献涉及的课题、性质和所检索的文献类型有关。文献检索的方法主要有顺查法、倒查法、抽查法、追溯法、直检法和综合法。

1. 顺查法

顺查法指按照时间的顺序，由远及近地利用检索系统进行文献信息检索的方法。这种方法能搜集到某一课题的系统文献，适用于较大课题的文献检索。例如，已知某课题的起始年代，现在需要了解其发展的全过程，就可以用顺查法从最初的年代开始，逐渐向近期查找。该方法优点是漏检率、误检率比较低，缺点是工作量大。一般在撰写学科发展动态、综述、述评、申请专利时使用此种方法。

2. 倒查法

倒查法是由近及远，从新到旧，逆着时间的顺序利用检索工具进行文献信息检索的方法。此方法的重点是集中于近期文献，只查到基本满足需要时为止。使用这种方法可以最快地获得新资料，而且近期的资料总是既概括了前期的成果，又反映了最新水平和研究动向。这种方法工作量较小，但是漏检率较高，主要用于新课题立项前的调研。

3. 抽查法

抽查法是针对检索课题的特点，选择有关课题的文献信息最可能出现或最多出现的时间段，利用检索工具进行重点检索的方法。它适用于检索某一领域研究很明显的、某一学科的发展阶段很清晰的、某一事物出现频率在某一阶段很突出的课题。该方法是一种花时较少而又能查到较多有效文献的一种检索方法。

4. 追溯法

追溯法是指不利用一般的检索工具，而是利用已经掌握的文献末尾所列的参考文献，进行逐一地追溯查找"引文"的一种最简便的扩大情报来源的方法。它还可以从查到的"引文"中再追溯查找"引文"，像滚雪球一样，依据文献间的引用关系，获得越来越多与内容相关文献。

5. 直检法

直检法即直接检索信息的方法，是从浏览查阅原始文献信息中直接获取所需文献信息的方法。它一般是在没有信息检索工具而只有一次文献信息的情况下使用的信息检索方法，这种方法费时、费工，查全率和查准率都低。

6. 综合法

综合法又称循环法，是把上述方法加以综合运用的方法。综合法既要利用检索工具进行常规检索，又要利用文献后所附参考文献进行追溯检索，分期分段交替使用几种方法。即先利用检索工具检到一批文献，再以这些文献末尾的参考目标为线索逆行查找，如此循环进行，直到满足要求为止。

二、文献类型

常用的文献类型包括工具书、数据库、商用试剂目录及药物化学期刊等。

1. 工具书

(1)《英汉汉英化学化工大词典》

本词典编辑简洁明了，是查阅化学名词英译中或中译英方便省时的工具书。阅读英文化学书籍或期刊论文，有些英文单词在一般英文字典查不到，需要用《英汉汉英化学化工大词典》，例如 menthol（薄荷醇）。该词典在写作英文化学论文时特别需要，也是国际学术交流必备。本书为综合性化工方面的工具书，其中列有化合物的分子式、结构式及其物理化学性质，并有简要制备方法和用途介绍。内容按笔画顺序排列，书末有汉语拼音检索，查阅较方便。

（2）《有机化合物辞典》（Dictionary of Organic Compounds，DOC）

本书 1934 年首版，每几年出一次修订版，是有机化学方面的权威性辞典。它收录了 10 多万种化合物的资料。按照英文字母排序，有许多分册，刊载化合物的分子式、分子量、别名、理化常数、危险指标、用途、参考文献等。

（3）《默克索引》（The Merck Index）

《默克索引》是德国 Merck 公司出版的非商业性的化学药品手册，自称是"化学品、药品、生物试剂百科全书"。它记录了 1 万种常用化学和生物试剂的资料。全书描述简洁，以叙述方式介绍该化合物的物理常数（熔点、沸点、闪点、密度、折射率、分子式、分子量、比旋光度、溶解度）、别名、结构式、用途、毒性、制备方法以及参考文献。《默克索引》已经成为介绍有机化合物数据的经典手册，CRC、Aldrich 等手册都引用了化合物在《默克索引》中的编号。

（4）《化学和物理手册》（Handbook of Chemistry and Physics，CRC）

本书由美国橡胶公司（CRC）于 1913 年出版。它将化学与物理研究中共同需要的数据资料以表格形式编辑在一起，并加以文字说明。自出版以来，几乎每年修订再版，内容不断更新，每次再版都收录了最新发表的重要化合物的物性数据。该手册提供准确、可靠和最新的化学物理数据资源，一经问世就填补了巨大的市场空白，很快成为了全世界化学、物理等领域研究人员不可或缺的标准参考书之一。

（5）安全手册

初入实验室的学生以及首次使用某化学品的人员应了解实验所涉及的化学品的性质及其危险指标。

①《常用化学危险物品安全手册》（中国医药科技出版社）：收录了约 1000 种最常见的化学药品的安全资料。主要内容有化合物的理化性质、毒性、包装运输方法、防护措施、泄漏处置和急救方法。按照中文笔画排序，卷末有英文索引以及中英对照、英中对照索引。

②《化学危险品最新实用手册》（中国物资出版社）：收录了约 1300 种化学药品的性状（外观、气味、熔点、沸点、闪点、密度、折射率）、危险性（剧毒、低毒、致死、遇水释放毒气）、禁忌（怕水、火、高热）、贮存和运输方式、泄漏处理、防护急救招式等。

③《兰氏化学手册》（Lange's Handbook of Chemistry）：本书内容和 CRC 类似，分 11 章分别报道有机化学、无机化学、分析化学、电化学、热力学等相关理化资料。其中第七章有机化学，刊载了 760 种有机化合物的名称、分子式、分子量、熔点、沸点、闪点、密度、折射率、溶解度及其在 Beilsten 的参考书目等。

④《贝尔斯坦有机化学大全》（Beilstin Handbuch der Organischen Chemie，简称 Bilsten)：由德国化学家 Beilstein 编写，1882 年首版，之后由德国化学会编辑，以德文书写，是报道有机化合物数据和资料十分权威的巨著。全书介绍了化合物的结构、理化性质、衍生物的性质、鉴定分析方法、提取纯化或制备方法以及原始参考文献。

2. 数据库

（1）SciFinder

SciFinder 是美国化学学会（ACS）旗下的化学文摘服务社 CAS（Chemical Abstract Service）所出版的化学资料电子数据库学术版。它是全世界最大、最全面的化学和科学信息数据库之一。CAS 的网络版数据库 SciFinder 特别为学术研究单位推出。它包括了化学文摘 1907 年创刊以来的所有内容，更整合了 Medline 医学数据库、欧洲和美国等近 50 家专利机构的全文专利资料等。它涵盖的学科包括应用化学、化学工程、普通化学、物理学、生物学、生命科学、医学、聚合体学、材料学、地质学、食品科学和农学等诸多领域。

它有多种先进的检索方式，比如化学结构式（其中的结构砌块对研发工作极具帮助）和化学反应式检索等，这些功能是 CA 光盘中所没有的。它还可以通过 Chemport 链接到全文资料库以及进行引文链接（从 1997 年开始）。其强大的检索和服务功能，可以了解最新的科研动态，帮助确认最佳的资源投入和研究方向。根据统计，全球 95％以上的科学家们对 SciFinder 给予了高度评价，认为它加快了他们的研究进程，并在使用过程中得到了很多启示和创意。

（2）Reaxys

Reaxys 是为化学专家设计的一款全新的工作流工具，是辅助化学研发的在线解决方案，是优化化学合成路线的研发工具。Reaxys 整合了 CrossFire 数据库，涵盖最全面的有机化学、金属有机化学和无机化学的大量经实验验证的信息。它能帮助用户识别有前景的新项目，终止无效的先导化合物，设计经济、高产率的合成路线，最大程度节省时间和成本，并以其强大的功能和相关内容为药物合成化学注入了新的生机。

Reaxys 提供大量有机合成、药物化学、生物化学和生命科学的权威信息，它将化学反应和化合物数据检索与合成线路设计功能无缝对接，使科技检索工作更加高效、精准，是为化学家设计的一款全新的工作工具。

3. 商用试剂目录

商用试剂目录的优点为目录免费索取，每年更新，用来查阅化合物的基本数据（分子量、结构式、沸点、熔点、命名等）十分方便实用。这些商用试剂目录大小适中，在国外很多实验室人手一册，被当作化学字典或数据手册使用，也是很好的化学产品购物指南。目录中化合物的价格可以作为实验设计的重要参考。目录中还提供参考文献、光谱来源、毒性介绍等。比较著名的商用试剂目录有以下几种：

（1）Sigma-Aldrich

西格玛奥德里奇（Sigma-Aldrich）是由默克控股的一家美国化学、生命科学和生物科技公司。公司总部位于美国圣路易斯，并在 40 多个国家开展业务。西格玛奥德里奇于1975 年由 Sigma 化学公司与 Aldrich 化学公司合并创立。自成立以来，公司通过各种收购发展起来，现在拥有超过 9600 名员工。2014 年 9 月，德国公司默克宣布将以 170 亿美元收购西格玛奥德里奇。此次收购在 2015 年 11 月完成，使其成为默克子公司。

西格玛奥德里奇分为 4 个业务部门：

① 生物技术研究——负责生命科学研究，包括功能基因组学、蛋白质组学和细胞生物学。

② 专业研究——专业分析化工产品。

③ 研究要点——常用的实验室化学品和用品。

④ SAFC（Sigma-Aldrich Fine Chemicals）——制药、生物制药和诊断行业开发和制造服务。

（2）Merck

默克集团（Merck KGaA）创建于 1668 年，拥有约 350 年历史，总部位于德国达姆施塔特市（Darmstadt）。该集团主要致力于创新型制药、生命科学以及前沿功能材料技术，并以技术为驱动力，为患者和客户创造价值。

在中国，默克主要从事制药、生命科学和化工业务，并为客户提供从创新型的处方类药品、非处方类药品到生命科学领域的解决方案，及工业用途的效果颜料和化学品。默克的业务主要分为四大分支：默克雪兰诺业务分支、消费者保健业务分支、默克密理博业务分支、功能性材料业务分支。

4. 文摘

美国化学文摘（Chemical Abstracts，CA），由美国化学会主办，1907 年创刊，是目前报道化学文摘最悠久最齐全的刊物。报道范围涵盖世界 160 多个国家、60 多种文字、17000 多种化学及化学相关期刊的文摘。每周出版一期，一年共报道 70 万条化学文摘，占全球化学文献的 98%。每期按照化学专业分为 5 大部 80 类：生化（1~20 类），有机（21~34），大分子（35~45），应用化学和化工（46~64），物化无机分析（65~80）。有机部分的文摘涉及物理有机化学（22）、脂肪族化合物（23）、脂环族化合物（24）、多杂原子杂环化合物（28）、有机金属（29）、甾族化合物（32）、氨基酸和蛋白质（34）。每期的化学文摘可以当作图书阅读。由于文摘数量庞大，CA 设计和出版了许多不同形式的索引，按照时间区分分为期索引（每周）、卷索引（每 26 期）、累积索引（每 10 卷，约 5 年）三种。按照内容区分有关键词索引（keyword index）、作者索引（author index）、专利索引（patent index）、主题索引（subject index）、普通主题索引（general subject index）、化学物质索引（chemical substance index）、分子式索引（formula index）、环系索引（index of ring system）、登记号索引（registry number index）、母体化合物索引（parent compound index）以及索引指南（index guide）和资料来源索引（CAS soure index）等。每种索引的使用方法可以参阅每期、每卷或每累积本的第一本前面的范例说明。CA 除了作为图书文摘阅读，其主要功用在于查找文献资料，例如，查某化合物原始报道（可以从分子式索引、登记号索引、环系索引等着手）。国内目前已从美国化学文摘服务社购入 1929 年以后的累积或卷索引及文摘的光盘（CA 或 CD），可以联机检索。

5. 药物化学期刊

（1）国外期刊

① JMC：全称 *Journal of Medicinal Chemistry*，隶属于 ACS 期刊的一种。美国化学

学会（American Chemical Society，ACS）成立于 1876 年，现已成为世界上最大的科技协会。ACS 出版的化学及相关学科期刊具有很高的质量，据 ISI 的 Journal Citation Report（JCR）统计，ACS 的期刊是化学领域中被引用次数最多的期刊。ACS 出版的 34 种纸本期刊都有电子版，每一种期刊都回溯到了期刊的创刊卷，最早到 1879 年（该数据库由国家科技图书文献中心出资支持联合购买）。

ACS 数据库除具有一般的检索、浏览等功能外，还可在第一时间内查阅到被作者授权发布、尚未正式出版的最新文章（Articles ASAPsm）；用户也可定制邮件通知服务，以了解最新的文章收录情况；ACS 的 Article References 可直接链接到 Chemical Abstracts Services（CAS）的资料记录，也可与 PubMed、Medline、GenBank、Protein Data Bank 等数据库相链接；具有增强图形功能，含 3D 彩色分子结构图、动画、图表等；全文具有 HTML 和 PDF 格式可供选择。

② EJMC：全称 *European Journal of Medicinal Chemistry*，是一本全球性杂志，出版药物化学各方面的研究。杂志由 Elsevier BV 出版或管理出版，出版国家为荷兰，月刊。被收录于 Science Citation Index Science Citation Index Expanded Current Contents - Life Sciences BIOSIS Previews。

③ BMC：BioMed Central（BMC）是英国的开放获取出版商，现属于 Springer 出版公司旗下。BioMed Central 是开放获取出版领域的先驱，从成立之初即旗帜鲜明地推行"开放获取"模式，发展至今已成为该领域最权威的出版机构之一。目前，BioMed Central 拥有 230 多种经同行评审的开放获取学术期刊，涵盖生物学和医学各领域。BioMed Central 致力于快速提供开放的、高品质的医学和生物学研究成果，其 230 多种期刊中所有的研究型文章均通过互联网向读者免费开放，少数几种评论或综述型期刊采取部分或全部订阅模式。BioMed Central 期刊在业内具有较高的影响力。

④ 其他国外期刊文献：

Acta Chemica Scandinavica（*Acta Chem Scand*）

Angewandte Chemie（*Angew Chem*）

Bulletin of the Chemical Society of Japan（*Bull Chem Soc Japan*）

Bulletin de la Socite Chimigue de France（*Bull Soc Chim France*）

Canadian Journal of Chemistry（*Can J Chem*）

Chemische Berichte（*Chem Ber*）

Chemical Communications（*Chem Commun*）

Chemistry A European Journal（*Chem Eur J*）

Chemistry Letters（*Chem Lett*）

Collection of Czechoslovak Chemical Communications（*Collect Czech C*）

European Journal of Organic Chemistry（*Eur J Org Chem*）

Helvetica Chimica Acta（*Helv Chim Acta*）

Heterocycles（*Hetercycles*）

Journal of the American Chemical Society（*J Am Chem Soc*）

Journal of the Chemical Society，*Perkin Transactions 1 and2*（*J Chem Soc*，*Perkin Trans 1*，*2*）

Journal of Hetercyclic Chemistry（*J Hetercycl Chem*）

Journal of Organic Chemistry（*J Org Chem*）

Journal fur Praktische Chemie（*J Prakt Chem*）

Liebigs Annalen der Chemie（*Liebigs Ann Chem*）

Monatschefte für Chemie（*Monatsh Chem*）

Organometallics（*Organometallics*）

Organice Letters（*Org Lett*）

Synlett（*Synlett*）

Synthetic Communcations（*Synth Commun*）

Synthesis（*Synthesis*）

Tetrahedron（*Tetrahedron*）

Tetrahedron Asymmetry（*Tetrahedron-Asymmetry*）

Tetrahedron Letters（*Tetrahedron Lett*）

（2）国内期刊

国内比较有名的期刊多由中国化学会、中科院、教育部或几所重点学校主办。目前为 SCI 收录的有：《化学学报》《中国化学》《高等学校化学学报》《中国科学：化学》《有机化学》《化学通报》等。以英文出版的有《国家科学评论》（*National Science Review*）、《中国科学：化学》（*Science China Chemistry*）、《有机化学前沿》（*Organic Chemistry Frontiers*）、《中国化学》（*Chinese Journal of Chemistry*）和《中国化学快报》（*Chinese Chemical Letters*）等。

①《化学学报》：创刊于 1933 年，原名《中国化学会会志》（*Journal of the Chinese Chemical Society*），是我国创刊最早的化学学术期刊，1952 年更名为《化学学报》，并从外文版改成中文版。《化学学报》刊载化学各学科领域基础研究和应用基础研究的原始性、首创性成果，涉及物理化学、无机化学、有机化学、分析化学和高分子化学等。2020 年改为半月刊。

②《中国化学》（*Chinese Journal of Chemistry*）：创刊于 1983 年，原为《化学学报》英文版，自 1989 年起，内容不再与《化学学报》中文版内容重复，并改为双月刊，1990 年起开始改用现刊名 *Chinese Journal of Chemistry*，2001 年起改为月刊。《中国化学》刊载物理化学、无机化学、有机化学和分析化学等各学科领域基础研究和应用基础研究的原始性研究成果。

③《中国化学快报》（*Chinese Chemical Letters*）：创刊于 1990 年 7 月，英文月刊，内容覆盖我国化学研究所有领域，及时报道我国化学领域研究的最新进展及热点问题，本刊报道的是原始性研究成果。

④《有机化学》：创刊于 1980 年，现为月刊，主要刊登有机化学领域基础研究和应用基础研究的原始性研究成果，设有综述与进展、研究论文、研究通讯、研究简报、学术动

态、研究专题等栏目。

⑤《化学通报》：1934 年创刊，现为月刊，主要反映国内外化学及其交叉学科的进展，介绍新的知识和实验技术，报道最新科技成果，促进国内外学术交流。以提供各类信息、专论、教学经验交流等为主，也有研究工作的报道。

第三章

基础药物合成实验

实验一　阿司匹林（乙酰水杨酸）的合成

 临床案例

　　案例1： 患者，女，55岁，患类风湿性关节炎半年。半年前出现手指关节、肘关节肿胀、疼痛及僵硬感，伴乏力、多汗。患者每天服用阿司匹林3次，每次1.25 g，服药3周后，出现了胃出血。

　　问题： 请问导致胃出血的原因可能是什么？（提示：根据阿司匹林具有COX选择性。）

　　案例2： 患者，男，60岁，劳力性胸骨后压榨样疼痛，休息或含服硝酸甘油后数分钟内缓解，诊断为冠心病、心绞痛。医嘱长期服用阿司匹林，每天1次，每次75 mg。

　　问题： 请问使用剂量合理吗？阿司匹林的剂量与疗效之间有什么联系呢？

【实验目的】

　　1. 掌握酯化反应和重结晶的基本原理和操作。

　　2. 熟悉磁力搅拌器的安装与操作方法。

　　3. 了解阿司匹林的性状、化学性质以及阿司匹林中杂质的来源与鉴别。

【实验原理】

　　阿司匹林［Aspirin，又称乙酰水杨酸（acetyl salicylic acid）］，是一种解热镇痛药，主要用于治疗伤风、感冒、头痛、发热、神经痛、关节痛及风湿病等。后经研究发现其还具有抑制血小板聚集作用，可预防血栓形成，治疗心血管疾病。

阿司匹林的合成是以水杨酸为原料，在硫酸催化下，用醋酸乙酰化得到。反应过程如下：

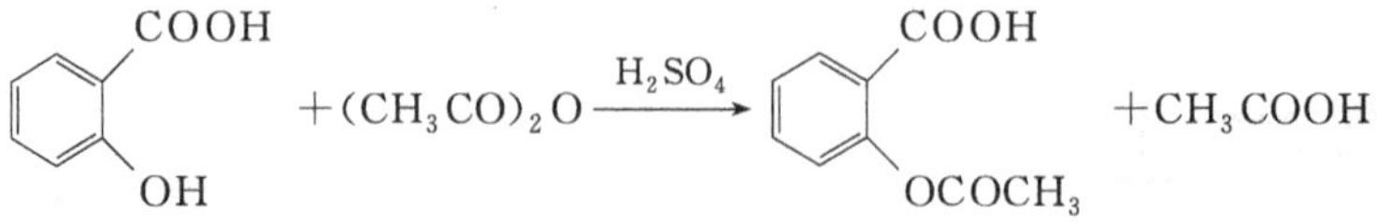

可能的副反应有以下几种：

① 水杨酸是一种具有双官能团的化合物：一个是酚羟基、一个是羧基。羧基和羟基都可以发生酯化反应，生成水杨酰水杨酸。酚羟基的存在使水杨酸很容易发生自身缩合而形成聚合物，即多聚水杨酸。利用阿司匹林的羧基可与碱反应生成可溶性钠盐的性质，从而实现产物与聚合物分离。

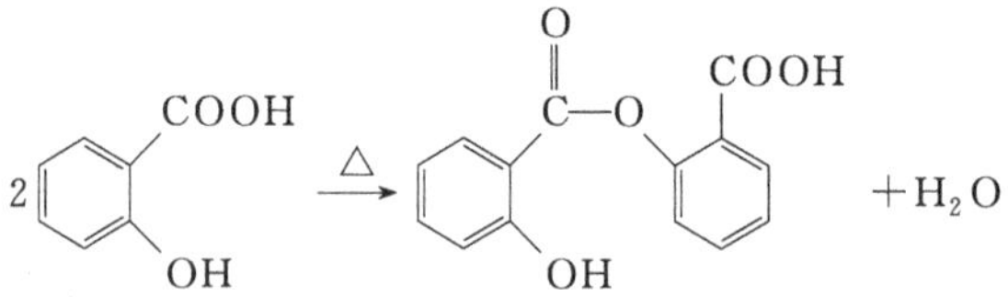

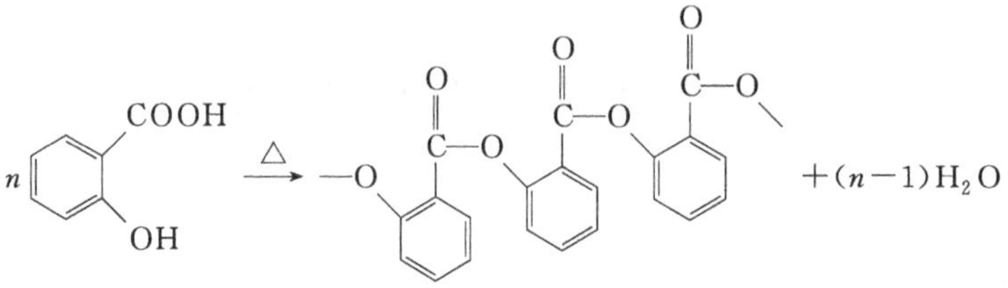

② 乙酰水杨酸与水杨酸反应，得到乙酰化的水杨酰水杨酸。

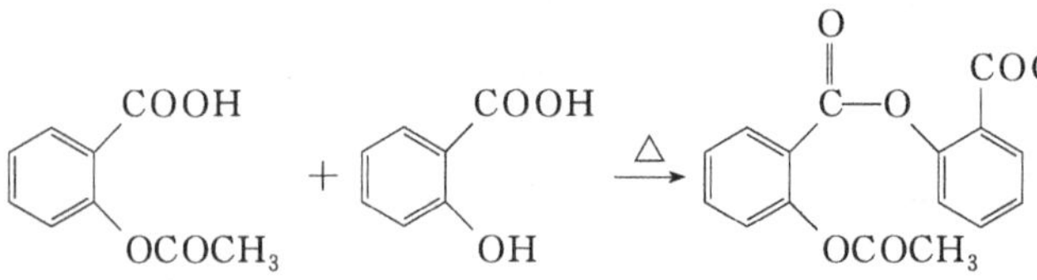

③ 苯环上的羧基与羟基取代基位于邻位，氧原子与氢原子距离较近，可以形成分子内氢键，阻碍酰化和酯化反应的发生。

④ 分离时易发生水解反应，因此常伴有副产物水杨酸，可在最后重结晶过程中被除去。

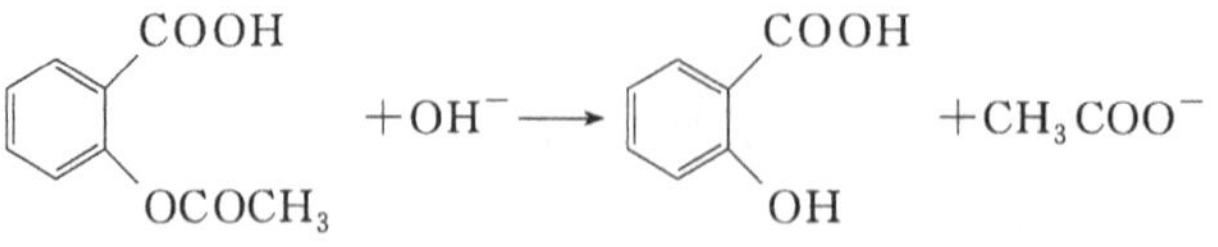

⑤ 水杨酸结构上的酚羟基较易氧化成一系列有色的醌类化合物（黄色及蓝至黑色物质），这也导致了阿司匹林不稳定易变色。

⑥ 水杨酸在酸性条件下会发生烯醇互变，等价于一元羧酸的 α 碳原子上连有强吸电子基团，加热时易脱羧，得到副产物苯酚。以苯酚、水杨酸、酸酐在硫酸催化下反应得到一系列副产物，但可以通过控制反应温度避免这些副反应。因此，温度是成功制备阿司匹林的关键因素。

$$\underset{\text{OH}}{\underset{|}{\text{COOH}}} \xrightarrow{-CO_2}$$

【实验准备】

仪器：三颈烧瓶、球形冷凝管、磁力搅拌子、油浴锅、温度计、干燥管、布氏漏斗、抽滤瓶、烧杯数个。

试剂：水杨酸、乙酸酐、浓硫酸、稀硫酸、饱和碳酸钠溶液、浓盐酸、乙醇、活性炭、三氯化铁溶液、蒸馏水。

【物理常数】

化合物名称	结构式	分子量	密度/ （g/cm³）	熔点/℃	沸点/℃	溶解度 （20℃）
水杨酸		138.12	1.44	158~161	211	水：1.8 g/L 乙醇：1 mol/L
乙酸酐		102.09	1.080	−72	138~139	遇水反应生成醋酸； 易溶于乙醚、氯仿、苯
阿司匹林		180.16	1.35	134~136	272.96	水：3.3g/L DMSO：100 mmol/L

【实验装置图】

反应实验装置见图 3-1。

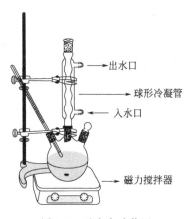

图 3-1　反应实验装置

【实验内容】

1. 阿司匹林的制备

（1）原料规格及配比

名称	规格	用量	物质的量/mol	物质的量之比
水杨酸	化学纯	10.0 g	0.072	1
乙酸酐	化学纯（95%）	14.0 mL	0.14	1.94
浓硫酸	分析纯（98%）	0.4 mL（5 滴）		
水		适量		

（2）实验操作

如图 3-1，在装有磁力搅拌器、顶端附有氯化钙干燥管的回流冷凝管及温度计的 100 mL 三颈烧瓶中，依次加入 14.0 mL 乙酸酐和 0.4 mL 浓硫酸，控制温度在 60 ℃ 以下，继续加 10.0 g 水杨酸，然后开动搅拌器。在搅拌下将混合物油浴加热至 75 ℃，并在此温度下保温反应 25 min。停止搅拌，稍微冷却，然后将反应液倒入 150 mL 冷水中。继续搅拌直至乙酰水杨酸全部析出。抽滤，用少量冰水洗涤并压干，得到阿司匹林粗品。

2. 阿司匹林的纯化

（1）原料规格及配比

名称	规格	用量
粗品阿司匹林	自制	适量
浓盐酸	化学纯	8 mL
乙醇	化学纯（95%）	30 mL
碳酸钠溶液	饱和（自配）	50 mL
活性炭	化学纯	适量
蒸馏水		适量

（2）实验操作

将粗产品放入小烧杯中，搅拌下缓缓加入 50 mL 饱和碳酸钠溶液，加完后继续搅拌 5 min，直至无气体（二氧化碳）产生。抽滤，用 10 mL 蒸馏水冲洗漏斗，合并滤液。将 8 mL 浓盐酸和 20 mL 水配成溶液，将滤液倒入，搅拌均匀，可析出阿司匹林沉淀。用冰水冷却，沉淀完全后，抽滤，用少量冷水洗涤两次，抽干。在 100 mL 圆底烧瓶中，加入产物和 30 mL 乙醇。水浴加热直至阿司匹林全部溶解。稍冷却，加入活性炭并回流脱色 10 min，趁热抽滤，将滤液缓慢倒入 75 mL 热水中，并使之自然冷却至室温，析出白色结晶。抽滤，用少量蒸馏水洗涤并压干，然后在恒温干燥箱中干燥，得阿司匹林精品，温度控制在 60 ℃ 以下。测熔点，计算收率。

3. 阿司匹林的鉴定

取本实验精制阿司匹林 0.1 g 于小试管中，加入 10 mL 水，煮沸冷却后，加 1 滴三氯化铁溶液，即显紫色。

取本品约 0.5 g，加入 10 mL 碳酸钠溶液，煮沸 2 min，冷却，加过量稀硫酸，即析出白色沉淀，并产生气体。

【操作要点及注意事项】

1. 在阿司匹林粗品制备过程中，无水条件是至关重要的。因为醋酸酐在水中或湿空气中会发生分解，因此，该步反应需要在完全无水条件下完成。另外，乙酸酐使用前需蒸馏，收集 139～140 ℃的馏分。

2. 加热的热源可以是油浴、水浴或电加热装置。反应期间需防止水分进入反应瓶中，否则乙酸酐和生成的阿司匹林可能会水解。

3. 注意加样顺序，若先加水杨酸和浓硫酸，因浓硫酸有强氧化性，则水杨酸会被氧化。

4. 在阿司匹林粗品制备过程中，反应温度的控制是重要的影响因素。反应温度不宜过高，因为浓硫酸是强氧化剂，温度过高会促进副产物的生成。如达到 85 ℃，水杨酸会被浓硫酸氧化为黄色或棕黑色产物。此外，温度过高会导致水杨酸脱羧形成苯酚，以苯酚、水杨酸、乙酸酐和浓硫酸为原料，会生成水杨酸苯酯、乙酰水杨酸苯酯、乙酸苯酯和乙酰水杨酸酐等副产物，影响收率。

5. 乙醇加入量要适当，以固体刚好溶解为宜。

6. 加入的蒸馏水不能过量，使溶液刚好浑浊为宜。

7. 当用有机溶剂重结晶时，不能用烧杯等敞口容器进行，而应用回流装置，以免溶剂的蒸气的散发导致火灾事故。热过滤时，应避免明火，以防发生火灾。

8. 重结晶时，溶液不能加热过久，以免乙酰水杨酸分解。

9. 停止抽滤时，应先拔掉抽滤管再关真空泵，以防倒吸。

10. 洗涤时，应先拔开抽滤瓶上的橡皮管，加少量溶剂在滤饼上，溶剂用量以使晶体刚好湿润为宜，再接上橡皮管将溶剂抽干。

11. 干燥时温度不宜超过 60 ℃。

12. 乙酰水杨酸受热易分解，因此熔点不明显，分解温度为 128～135 ℃。故测其熔点时，应先加热至 120 ℃左右，然后放入样品测定。

【思考题】

1. 向反应液中加入少量浓硫酸的目的是什么？是否可以不加？为什么？

2. 聚合物为本实验主要副产物，简述其生成原理。

3. 除产生聚合物还可能发生哪些副反应？产生哪些副产物？

4. 现行《中国药典》规定，成品阿司匹林需检验水杨酸的含量，试简述你所知道的测定水杨酸的方法及其基本原理。

【参考文献】

[1] 田德美. 乙酰水杨酸（阿司匹林）的制备及纯化实验教学研究 [J]. 大学化学，2021（2）：130-135.

[2] 李其华，冯志明，雷春华. 乙酰水杨酸制备实验"小窍门"[J]. 科技视界，2019（5）：132.

[3] 李蕊. 阿司匹林合成工艺研究 [J]. 山东化工，2017，46（17）：49-50.

[4] 王嘉琳，周迎春，张鸿. 乙酰水杨酸（阿司匹林）的制备 [J]. 化工中间体，2015，11（1）：20-21.

实验二　苯妥英锌的合成

 临床案例

案例1： 癫痫患者，男，51岁，发作表现为突然意识丧失，牙关紧闭，全身肌肉阵挛性收缩，每次发作持续2~5 min，确诊为强直阵挛性发作（大发作）。给予药物苯妥英治疗，服用一周后，出现恶心、呕吐等不良反应。医生建议更换药物为苯妥英钠，口服，观察，半月后，患者出现手抖，步伐不稳，烦躁易怒等症状。

问题：（1）为什么患者会出现药物不良反应？（2）再次更换药物为苯妥英锌，用药是否合理？

案例2： 医生带实习生查房，询问1床病人乙琥胺的用药情况，叮嘱了2床病人地西泮的注意事项。

问题：（1）实习生发现1床病人和2床病人都是癫痫患者，但每位患者的用药各不相同，这是为什么？（2）各类型癫痫的首选用药是什么？

【实验目的】

1. 学习制备苯妥英锌的实验原理及其实验方法。
2. 掌握回流反应装置的搭建、三氯化铁氧化、活性炭脱色的基本实验操作。
3. 熟悉集热式恒温加热磁力搅拌器的使用方法。

【实验原理】

苯妥英钠（大仑丁，Dilantin）是治疗癫痫的首选药物，也可用于治疗三叉神经痛。但其吸湿性强，吸收空气中的 CO_2 就会析出苯妥英，给生产、贮存和应用带来困难。此外，苯妥英钠易溶于水，水溶液显碱性，味苦、刺激性大，长期服用导致锌缺乏和小脑损伤等毒性反应。苯妥英钠可溶于乙醇，几乎不溶于乙醚和氯仿。

苯妥英锌的化学名为5,5-二苯基乙内酰脲锌，化学结构式为：

$$\left[\begin{array}{c} \text{二苯基乙内酰脲结构} \end{array} \right]_2 Zn$$

苯妥英锌是弱碱性药物，其胃肠道副作用小，大鼠实验显示，实验组长期服用脑重量未减轻，且脑内锌含量明显高于服用苯妥英钠组。苯妥英锌为白色粉末，mp.222~227 ℃（分解），微溶于水，不溶于乙醇、氯仿、乙醚。合成路线如下：

$$\underset{OH}{\text{二苯乙醇酮}} \xrightarrow{FeCl_3} \text{二苯乙二酮} + H_2N-CO-NH_2 \xrightarrow{NaOH} \text{苯妥英钠}$$

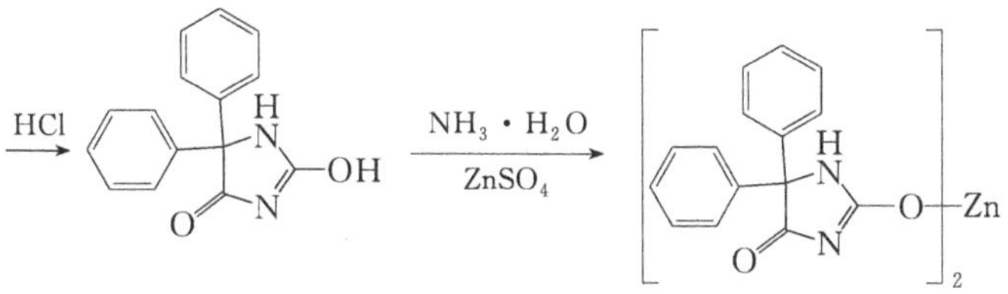

【实验准备】

仪器：圆底烧瓶、球形冷凝管、磁力搅拌器、油浴锅、布氏漏斗、抽滤瓶、烧杯。

试剂：安息香、联苯甲酰、尿素、$FeCl_3 \cdot 6H_2O$、冰醋酸、氢氧化钠溶液、乙醇、盐酸、活性炭、氨水、$ZnSO_4 \cdot 7H_2O$、蒸馏水。

【物理常数】

名称	结构式	分子量	密度/(g/cm³)	熔点/℃	沸点/℃	溶解度
安息香	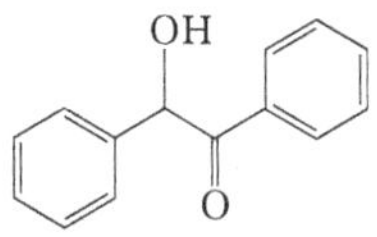	212.24	1.31	134～138	194 (1.6 kPa)	不溶于冷水,微溶于热水和乙醚,溶于乙醇
联苯甲酰	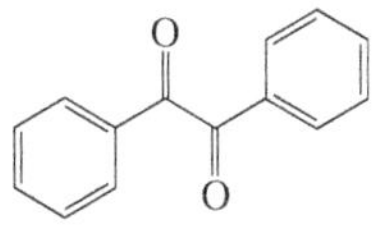	210.23	1.521	94～95	346	溶于乙醇、醚等有机溶剂,不溶于水
苯妥英	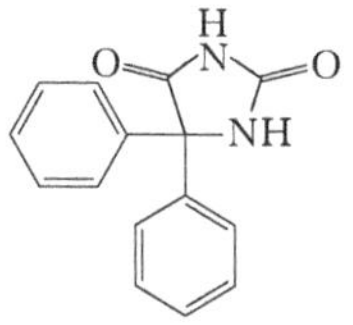	252.27	1.1562	293～295	395.45	水:<0.01g/100mL (19 ℃),易溶于 DMSO
苯妥英钠	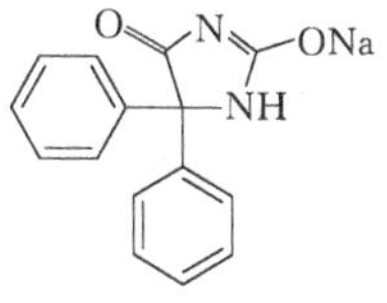	274.25		292～299		易溶于水,溶于乙醇,几乎不溶于乙醚、氯仿
苯妥英锌	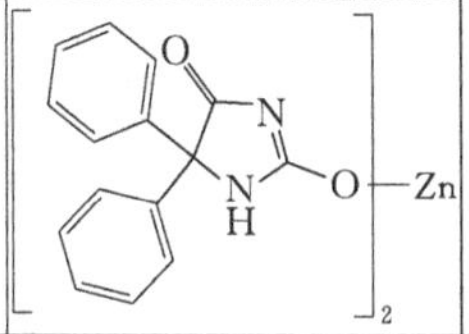	567.93		222～227		微溶于水,不溶于乙醇、氯仿、乙醚
七水合硫酸锌	$ZnSO_4 \cdot 7H_2O$	287.56	1.957	100		易溶于水,微溶于醇和甘油
六水合氯化铁	$FeCl_3 \cdot 6H_2O$	270.30	1.82	37	280～285	易溶于水,溶于乙醇、乙醚。其水溶液呈强酸性,可使蛋白质凝固
尿素	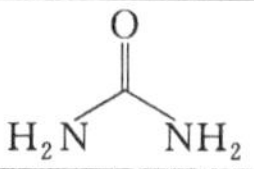	60.06	1.335 g/mL (25 ℃)	132～135	332	溶于水、甲醇、甲醛、乙醇,微溶于乙醚、氯仿、苯

【实验装置】

反应实验装置见图 3-2。

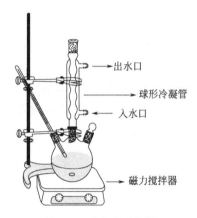

图 3-2　反应实验装置

【实验内容】

1. 联苯甲酰的制备

（1）原料规格及配比

试剂名称	规格	用量	物质的量/mmol	物质的量之比
安息香	化学纯	2.5 g	9.42	1
$FeCl_3 \cdot 6H_2O$	化学纯	14 g	51.8	5.5
冰醋酸	分析纯	15 mL		
水	蒸馏水,自制	50 mL		

（2）实验操作

如图 3-2，在装有球形冷凝器的 250 mL 圆底烧瓶中，依次加入 $FeCl_3 \cdot 6H_2O$ 14 g，冰醋酸 15 mL，蒸馏水 6 mL 及磁力搅拌子 1 粒，开动磁力搅拌，油浴 110 ℃加热回流至溶液澄清。稍冷后，反应溶液加入安息香 2.5 g，继续加热回流反应 50 min。稍冷，反应溶液加水 50 mL，再次加热至沸腾后，将反应液倾入 250 mL 烧杯中，搅拌，放冷，析出黄色固体，抽滤。结晶用少量水洗涤。晶体干燥，得粗品，干燥后称量计算收率。

2. 苯妥英的制备

（1）原料规格及配比

试剂名称	规格	用量
联苯甲酰	自制	2 g
尿素	分析纯	0.7 g
氢氧化钠溶液	分析纯,20%,自配	6 mL
乙醇	分析纯,50%,自配	10 mL
盐酸	分析纯,10%,自配	适量
活性炭	分析纯	适量

（2）实验操作

如图 3-2 所示，在装有球形冷凝器的 250 mL 圆底烧瓶中，依次加入联苯甲酰 2 g，尿素 0.7 g，20% 氢氧化钠溶液 6 mL，50% 乙醇 10 mL，105 ℃油浴回流反应 30 min。反应液稍冷后，加入水 60 mL，活性炭 0.3 g，煮沸脱色 10 min，趁热过滤。滤液用 10% 盐酸调 pH＝6，搅拌析出结晶，抽滤。结晶用少量水洗后，得粗品。

3. 苯妥英锌的制备

（1）原料规格及配比

试剂	规格	用量
苯妥英	自制	0.7 g
氨水	分析纯,自配	25 mL
$ZnSO_4 \cdot 7H_2O$	化学纯	0.3 g

（2）实验操作

将苯妥英 0.7 g（湿重）置于 50 mL 烧杯中，加入氨水（15 mL $NH_3 \cdot H_2O$＋10 mL H_2O），另取 0.3 g $ZnSO_4 \cdot 7H_2O$ 加 3 mL 水溶解，然后加到苯妥英的氨水溶液中，析出白色沉淀，抽滤，结晶用少量水洗，得苯妥英锌，干燥后称量计算收率。

【操作要点及注意事项】

1. 在使用集热式恒温加热磁力搅拌器时，防止水溅入油浴中。

2. 使用集热式恒温加热磁力搅拌器时，温度计探杆务必浸入油浴内，且不能触碰加热电圈。

3. 联苯甲酰在冷却析晶时应用玻璃棒搅拌，防止出现大块结晶包裹杂质。

4. 制备联苯甲酰时，直火加热至中沸（温度不宜过高），通过测其熔点控制质量。

5. 如果暂时停止沸腾，那么重新加热之前需加入新的沸石。

6. $FeCl_3 \cdot 6H_2O$ 的固体很硬，称量时要尽量粉碎，再装入三颈瓶中。

7. 目前文献中制备二苯乙二酮采用的催化剂主要用 $FeCl_3 \cdot 6H_2O$ 作氧化剂，可以使反应在较为温和的条件下进行，同时产率也有所提高。若产物呈油状析出，应重新加热溶解，然后静置任其冷却，必要时可用两头封口的毛细管代替玻璃棒摩擦瓶壁，或放入晶种以诱发结晶。硝酸作氧化剂，产生了大量腐蚀性的棕黄色 NO_2 气体，使用 $FeCl_3 \cdot 6H_2O$ 作氧化剂，可避免上述污染。氧化步骤中用 $FeCl_3 \cdot 6H_2O$ 代替硝酸，可以使反应在较温和的条件下进行，而且收率有所提高。

8. 沸腾的判断方法：关掉搅拌，关掉热源，静置时有冒泡现象。

9. 加入 50 mL 水时，速度不要太快，防止瓶炸裂。

10. 在加热回流过程中玻璃仪器磨口应该涂凡士林，防止其在碱性下粘连。

11. 在苯妥英的合成中，应分批加入 20% NaOH 溶液，若一次性加入，则会产生副反应，使溶液颜色过深，若脱色不完全，所得产物呈黄色，且降低产率。本反应直接酸化得到苯妥英，如果是无定形的泥状，则难以烘干，而且不纯。此时可用 80% 乙醇进行重结晶，再用乙醇洗涤而纯化，得到苯妥英的白色针状晶体。

12. 活性炭颗粒比较细小，在脱色过滤过程，可用两层滤纸以免活性炭泄漏，如有炭粒漏过需重新过滤。

13. 加入活性炭脱色时，不要在沸腾时加入，这样容易导致暴沸而冲料。正确方法是待溶液稍冷却加入少量活性炭，煮沸 5～10 min，趁热过滤取滤液。

14. 氨水具有较强的刺激性气味，配制在通风橱进行。

15. 产品量比较少，在抽滤、洗涤及转移过程中要小心操作。

16. 苯妥英锌的分解点较高，测试时应注意观察。

本实验约需要 6 h。

【思考题】

1. 试述二苯羟乙酸重排的反应机理。

2. 为何不利用第二步反应中已生成的苯妥英钠，直接同硫酸锌反应制备苯妥英锌，而是把已生成的苯妥英钠制成苯妥英后，再与氨水和硫酸锌作用制备苯妥英锌？

3. 三氯化铁氧化安息香得二苯乙二酮的反应中，为什么醋酸要在回流装置中安装好后放入，而不是和安息香一起先加入？

4. 安息香制备二苯乙二酮时为什么要加水？

5. 为什么临床上一般选用苯妥英锌，而不选用苯妥英钠？

6. 三氯化铁催化安息香氧化的机理是什么?还可以用什么方法氧化安息香？

【参考文献】

[1] 蒲其松，李毓倩，崔刚，等．苯妥英锌的制备及初步药理学研究 [J]．中国医药工业杂志，1991，22 (7)：308-310.

[2] 王沛．制药工艺学实验 [M]．北京：中国中医药出版社，2010.

[3] 胡艳丽，李丽燕，刘梅，等．苯妥英锌抗实验性癫痫的研究 [J]．石河子大学学报，2003，7 (2)：98-100.

实验三　依达拉奉的合成

 临床案例

　　案例：患者，男，60 岁，因突然出现右侧肢体无力，右侧嘴角歪斜，言语不清入院急诊，CT 与 MRI 检查确诊为急性脑梗死，建议使用溶栓药，并合并用药脑保护剂，医生建议使用依达拉奉。依达拉奉为一种强效的自由基清除剂，可抑制脂质过氧化，减少炎症介质产生。

　　问题：自由基清除剂的溶栓机制是什么呢？

【实验目的】

1. 掌握依达拉奉合成的基本原理。

2. 熟悉常压蒸馏、减压蒸馏和热抽滤等实验操作。

3. 了解苯肼的性质和使用注意事项。

【实验原理】

依达拉奉 (Edaravone) 是一种脑保护剂 (自由基清除剂)。临床上用于治疗脑梗死引起的神经病变以及肌萎缩侧索硬化 (ALS)。依达拉奉可清除自由基，抑制脂质过氧化，从而抑制脑细胞、血管内皮细胞、神经细胞的氧化损伤。合成路线如下：

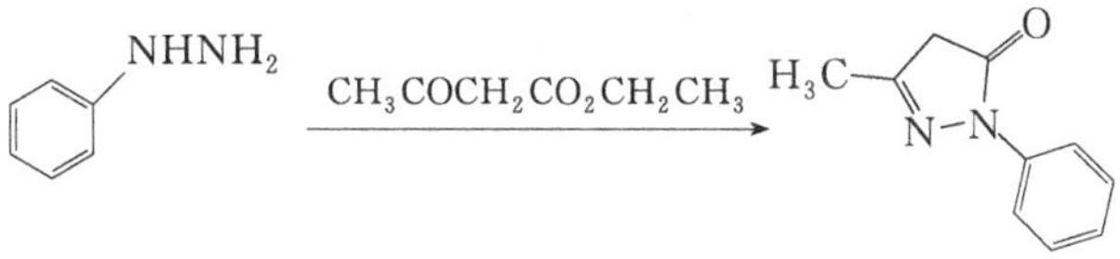

【实验准备】

仪器：三颈烧瓶、恒压滴液漏斗、球形冷凝管、磁力搅拌子、油浴锅、温度计、布氏漏斗、抽滤瓶、锥形瓶、烧杯。

药品：苯肼、乙酰乙酸乙酯、无水乙醇、依达拉奉、活性炭、蒸馏水。

【物理常数】

名称	结构式	分子量	密度/(g/mL)	熔点/℃	沸点/℃	溶解度
苯肼	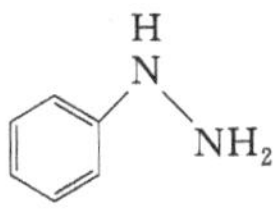	108.14	1.099 (20 ℃)	19	238～241	微溶于水和石油醚,溶于乙醇、乙醚、氯仿和苯,能随蒸气一同挥发,于空气中易变暗
乙酰乙酸乙酯	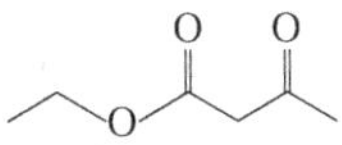	130.14	1.029 (20 ℃)	−43	181	与一般有机溶剂混溶,易溶于水
依达拉奉	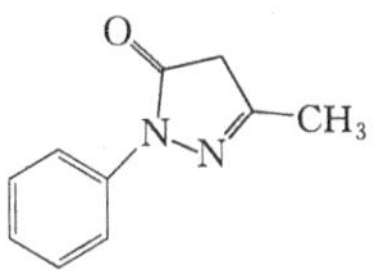	174.2	1.12	127	287 (35.3 kPa)	溶于水、微溶于醇和苯,不溶于醚、石油醚及冷水

【实验装置图】

反应实验装置见图 3-3。

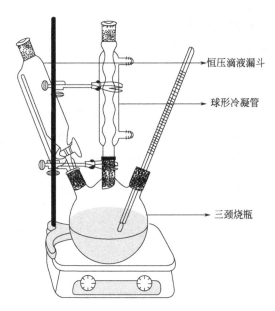

恒压滴液漏斗

球形冷凝管

三颈烧瓶

图 3-3　反应实验装置

【实验内容】

1. 依达拉奉的制备

（1）原料规格及配比

原料名称	规格	用量
苯肼	化学纯	14.9 mL
乙酰乙酸乙酯	化学纯	19.1 mL
无水乙醇	分析纯	50 mL
乙酸乙酯	化学纯	50 mL

（2）实验操作

向装有球形冷凝管、滴液漏斗、磁力搅拌子和温度计的 250 mL 三颈烧瓶中，依次加入苯肼 14.9 mL（0.15mol）和无水乙醇 50 mL。室温下，向其中滴加乙酰乙酸乙酯 19.1 mL（0.15mol）。滴加完毕后，缓慢升温至回流，反应 4 h。改回流装置为蒸馏装置，缓慢蒸除乙醇至近干。稍冷，加乙酸乙酯 50 mL 并快速搅拌分散，逐渐析出固体。充分冷却，抽滤，以少量乙酸乙酯淋洗，转移固体，干燥，得淡黄色依达拉奉粗品。称重，计算收率。

2. 重结晶

（1）原料规格及配比

原料名称	规格	用量
依达拉奉粗品	自制	4.0 g
乙酸乙酯	化学纯	28 mL
无水乙醇	分析纯	14 mL
活性炭	化学纯	0.5 g

（2）实验操作

取粗品 4.0 g，置于装有球形冷凝管和磁力搅拌子的 100 mL 圆底瓶中，加入乙酸乙酯与乙醇（体积比 2∶1）的混合溶液 40 mL，升温至回流使粗品溶解。稍冷，加入活性炭 0.5 g，继续回流脱色 15 min。趁热过滤，滤液冷却，析出颗粒状晶体，置于冰水浴中充分冷却。抽滤，干燥，得依达拉奉纯品。称重，计算重结晶回收率。

【操作要点及注意事项】

1. 游离的苯肼不稳定，接触空气会冒烟并很快变质，故操作应迅速，并滴加过程中通氮气保护。且苯肼具有一定的毒性，接触后应立即冲洗，避免大量接触与摄入。

2. 若一次重结晶所得产物颜色较深，可再重结晶一次。

3. 可用 TLC 跟踪反应进程。

4. 活性炭脱色和精制重结晶操作时，应趁热抽滤，避免晶体提前析出影响抽滤。

【思考题】

1. 苯肼在空气中不稳定的原因是什么？

2. 该缩合反应的机理是什么？

3. 蒸馏乙醇过程为什么要缓慢？其目的是什么？

4. 本反应可能产生哪些副反应？产生哪些副产物？

5. 依达拉奉精制时选择溶剂的依据？如何提高重结晶的回收率？

6. 依达拉奉合成的反应历程是什么？

【参考文献】

[1] 李帅，廖彬．高效液相色谱测定依达拉奉中苯肼残留方法的优化 [J]．中南药学，2014，12（8）：814-816.

第四章

综合性药物合成实验

实验四　磺胺醋酰钠的制备

 临床案例

案例：患者，女，31岁，因咽喉肿痛去医院就医。确诊为化脓性扁桃体炎初期，医生给她开了复方新诺明，并交代服用的方法：每天2次，每次2片，但第一次服药时要吃4片。

问题：（1）复方新诺明的药用成分是什么，复方制剂的意义是什么？（2）"第一次服用要吃4片"是否合理？（3）磺胺类药物的抗菌谱是什么？

【实验目的】

1. 掌握乙酰化反应的原理。
2. 掌握磺胺醋酰钠分离提纯的方法。

【实验原理】

磺胺类药物（Sulfonamides）是人工合成的抗菌药，它是从偶氮染料发展得到的。Domagk 在1932年发现具有磺酰氨基的百浪多息对链球菌和葡萄球菌具有良好的抑制作用，并在1933年报道了第一例百浪多息治疗葡萄球菌败血症的病例。磺胺类药物的发现，使死亡率高的肺炎、脑膜炎及败血症等细菌性疾病得到了很好控制，开创了化学治疗的新纪元。

磺胺醋酰钠又名磺胺乙酰钠、磺醋酰胺钠（Sulphacetamide sodium，SA-Na）等，化学名为 N-[（4-氨基苯基）磺酰基] 乙酰胺钠水合物，为短效磺胺类药物，具有广谱抗菌作用。磺胺醋酰钠和对氨基苯甲酸结构相似，能竞争性抑制细菌的二氢叶酸合成酶，从而抑制细菌的生长和繁殖。目前，磺胺醋酰钠主要用于由易感细菌引起的浅表性结膜炎、角膜炎、睑缘炎等，也用于沙眼和衣原体感染的辅助治疗、霉菌性角膜炎的辅助治疗以及眼外伤、慢性泪囊炎、结膜（角膜及内眼）手术的前、后预防感染等。

磺胺醋酰钠为白色结晶性粉末，无臭，微苦。其易溶于水，微溶于乙醇、丙酮。

本实验以对氨基苯磺酰胺（磺胺）为原料，乙酸酐为酰化剂，在 pH12～13 的碱性液中对磺酰胺基 N 进行选择性酰化来制备磺胺醋酰；通过调节 pH 除去副产物，精制得符合熔点要求的磺胺醋酰后，用 20%NaOH 溶液与其成盐来制备磺胺醋酰钠。

合成路线如下：

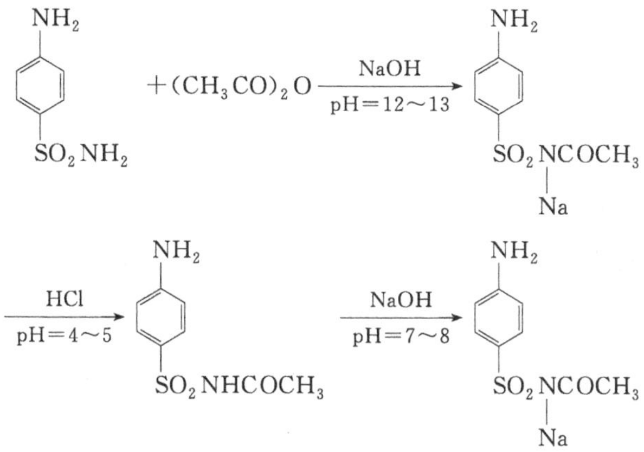

【实验准备】

仪器：三颈烧瓶、恒压滴液漏斗、球形冷凝管、磁力搅拌器、水浴锅、温度计、布氏漏斗、抽滤瓶、显微熔点仪、毛细熔点管、烧杯。

试剂：磺胺、氢氧化钠溶液、乙酸酐、蒸馏水、浓盐酸、10%盐酸、活性炭。

【物理常数】

主要反应物与产物的理化常数

名称	结构式	分子量	密度 /(g/cm³)	熔点/℃	沸点/℃	溶解度
磺胺	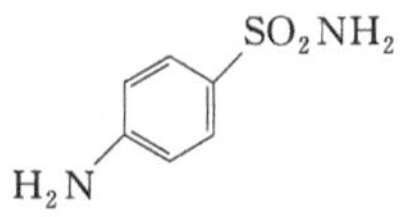	172.2	1.08	164～166		不溶于苯、乙醚、氯仿，溶于水 7.5 g/L（25 ℃）
磺胺醋酰	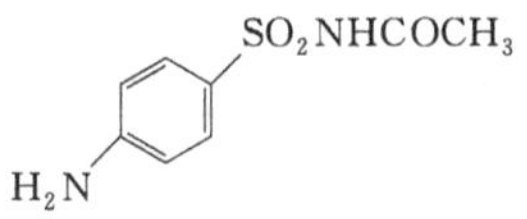	214.24	1.38	182～184		溶于乙醇，微溶于水或乙醚，几乎不溶于氯仿或苯，溶于稀盐酸或氢氧化钠溶液
磺胺醋酰钠	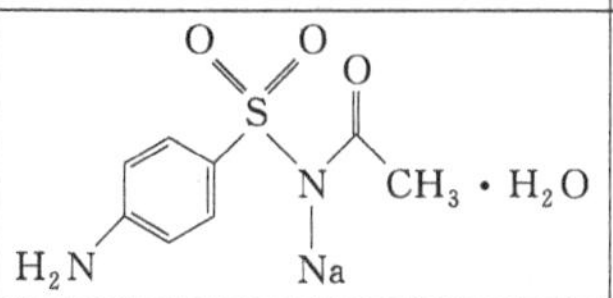	254.24	1.35	183		易溶于水，微溶于乙醇、丙酮

续表

名称	结构式	分子量	密度 /(g/cm³)	熔点/℃	沸点/℃	溶解度
醋酸酐	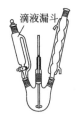	102.09	1.08	−73.1	138.6	遇水反应,生成醋酸;易溶于乙醚、氯仿、苯

【实验装置图】

反应实验装置见图 4-1。

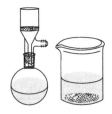

(a) 合成:回流　　(b) 分离提纯:抽滤、重结晶　　(c) 纯度检验:熔点测定仪

图 4-1　反应实验装置

【实验内容】

1. 原料规格与配比

原料	规格	用量
磺胺	分析纯	17.2 g,0.1 mol
乙酸酐	分析纯	13.6 mL,0.123 mol
氢氧化钠溶液	22.5%、77%、40%、20%	适量
浓盐酸	分析纯	适量
10%盐酸	10%	适量

2. 实验步骤

（1）磺胺醋酰的制备

在装有电动搅拌器、滴液漏斗和球形冷凝管的 100 mL 三颈烧瓶中加入 17.2 g 磺胺和 22 mL22.5%氢氧化钠溶液,于水浴加热至 50 ℃左右并搅拌。待磺胺溶解后,分次加入乙酸酐 13.6 mL、77%氢氧化钠溶液 12.5 mL（先加入乙酸酐 3.6 mL、77%氢氧化钠溶液 2.5 mL;随后,每次间隔 5 min,将剩余的 77%氢氧化钠溶液和乙酸酐各 10mL,分 5 次交替加入）。加料期间反应温度维持在 50～55 ℃,反应 pH 为 12～13。加料完毕,继续保持温度搅拌反应 30 min。反应完毕,停止搅拌,得到无色黏稠状反应液。

（2）磺胺醋酰的纯化

将得到的无色黏稠状反应液倒入 250 mL 烧杯中,加蒸馏水 20 mL 稀释,使用浓盐酸调 pH 至 7,于冷水浴中放置 1～2 h,冷却得到白色黏稠状固体和无色溶液,抽滤并用适量蒸馏水洗涤，留无色溶液。滤液用浓盐酸调至 pH 4～5，静置 30 min，抽滤，留取白色粉末。用 3 倍量 10％盐酸溶解得到的白色粉末，不断搅拌，尽量使单乙酰物成盐酸盐溶解，抽滤除去不溶物。滤液加少量活性炭室温脱色 10 min，抽滤，留无色液体。滤液用 40％NaOH 溶液调 pH 至 5，析出磺胺醋酰，抽滤，红外灯干燥得精品，毛细熔点管装样，用显微熔点仪测定熔点，与文献值相比，误差在 ±1 ℃ 的，可认为得到纯品（文献值：176～178 ℃）。如果所得产品熔点不合格，可用热水（1∶15）进行重结晶，直至熔点合格。

（3）磺胺醋酰钠的制备

将制得的磺胺醋酰置于 50 mL 烧杯中，于 90 ℃热水浴中滴加计算量的 20％ NaOH 溶液至固体恰好溶解，pH 为 7～8，趁热过滤，滤液转入烧杯中冷却、析晶、抽滤，干燥，得磺胺醋酰钠成品，称重，计算收率。

【操作要点及注意事项】

1. 实验中使用 NaOH 溶液浓度有差别，在实验中切勿用错，否则会影响实验结果。用 22.5％NaOH 溶液是作为溶剂溶解磺胺，使其生成钠盐而溶解。用 77％ NaOH 溶液是为了使反应液维持在 pH 12～14，避免生成过多双乙酰磺胺。

2. 本反应是放热反应，NaOH 与乙酸酐交替加入，目的是避免乙酸酐和 NaOH 同时加入时产生大量热而使温度急速上升，造成芳香氨基的氧化和磺胺醋酰的水解。

3. 此反应的温度不宜过高，需控制在 50％～55％。滴加乙酸酐和 NaOH 溶液的顺序应为先 NaOH 溶液后乙酸酐。每滴完一种溶液后，反应搅拌 5 min，再滴入另一种溶液，滴加速度以液滴逐滴加入为宜。

4. 在 pH 7 时析出的固体不是产物时，应弃去。产物在滤液中，切勿搞错。

5. 在 pH 4～5 析出的固体是产物。

6. 在本实验中，溶液 pH 的调节是反应能否成功的关键，应十分注意，否则实验失败或收率降低。酰化液处理过程中，pH 7 时析出的固体是 N-4-乙酰磺胺和磺胺，pH 5 时析出的固体是磺胺醋酰钠和双乙酰磺胺，在 10％HCl 中不溶物是双乙酰磺胺，因为其结构中无游离的芳香伯氨基，不能与 HCl 成盐。

7. 精制时加入活性炭起脱色作用，加入的量为产品量的 1％，不宜过多，否则收率下降。

8. 因磺胺醋酰钠的水溶解度大，由磺胺醋酰制钠盐时，NaOH 的加入量应多于计算量，否则磺胺醋酰钠损失量大，必要时加入少量丙酮，可以促进磺胺醋酰钠析出。滴加 20％ NaOH 溶液调 pH 至 7～8 时可见溶液澄清，显示磺胺醋酰已生成磺胺醋酰钠，若有微量不溶物，可能是未除尽的副产物。

9. 加入水的量使磺胺醋酰略湿即可。可适当多加 1 mL 左右，在析晶时再蒸发除去。

10. 在合成磺胺醋酰钠时不要滴加过多的氢氧化钠溶液，因为磺胺醋酰钠水溶液性大，会导致损失很大。

11. 由于磺胺和醋酐反应的同时有磺胺醋酰和双乙酰磺胺生成，因此反应过程中若碱性过强（pH ＞ 14），则乙酰化反应可能不完全，磺胺较多，磺胺醋酰次之，双乙酰磺胺较少；因为碱性过强（pH ＞ 14）双乙酰磺胺易水解成磺胺，易引起磺胺醋酰水解成磺胺；若碱度不足（pH ＜ 12），则双乙酰磺胺生成较多，磺胺醋酰次之，磺胺较少，碱性过弱（pH ＜ 12）环境中反应易生成较多的 N-4-乙酰磺胺，且双乙酰磺胺分子结构中的乙酰基不易水解。故实验中需严格控制各步投料量。

12. 磺胺醋酰在无水乙醇溶解时，置水浴加热时间不宜太长（3～5 min 为宜），否则产品易氧化和水解。固体溶解时如出现溶液浑浊，则需抽滤。必须严格控制水浴温度，若温度过高易引起磺胺醋酰钠水解和氧化，影响产量和质量，温度低不易成钠盐。

13. 磺胺醋酰制成钠盐时，按下述反应方程式计算所需 NaOH 的量，然后将其配成 20％NaOH 溶液，滴加到磺胺醋酰中，切勿过量。

14. 若滤液放置后较难析出晶体，可置于电炉上略加热，使其挥发除去水分后再放冷析晶。

15. 产品过滤时，严禁用水洗涤产品，因为所得产品为钠盐，在水中有较大的溶解度。

【思考题】

1. 酰化液处理的过程中，pH 7 时析出的固体是什么？ pH 5 时析出的固体是什么？

2. 10％盐酸中的不溶物是什么？

3. 在磺胺醋酰的合成中，为什么乙酸酐和 NaOH 需要交替滴加？

4. 磺胺醋酰钠的合成为什么调 pH 7～8？

5. 将磺胺醋酰制成钠盐时，为什么要严格控制 22.5％NaOH 溶液的用量？

6. 反应过程中，调节 pH 为 12～13 是非常重要的。若碱性过强，其结果是磺胺较多，磺胺醋酰次之，双乙酰磺胺较少；碱性过弱，其结果是双乙酰磺胺较多，磺胺醋酰次之，磺胺较少，为什么？

7. 磺胺类药物有哪些理化性质？本实验是如何利用这些性质进行产品纯化的？

8. 磺胺类化合物的制备方法有哪些？

【参考文献】

[1] 尤启冬. 药物化学实验指导［M］. 北京：中国医药科技出版社，2000：111-112.

[2] 张斌，方诗涵，陈安丹，等. 基于学生审辩式思维能力培养的药学类化学实验磺胺醋酰钠合成研究［J］. 山东化工，2017，46（18）：166-167.

实验五 盐酸普鲁卡因的合成

 临床案例

案例：大年初五凌晨 1 点 20 分，28 岁的小伙子小李一脸痛苦地来到口腔科急诊室。吃晚饭时小李不慎将他的临时牙冠硌破了，引起剧烈牙疼。口腔外科的医生最快也要早上 7 点才能赶来进行处理。作为临床药师，你建议给小李使用一种长效局麻药，使他能在医生到来之前免受疼痛之苦。小李身体健康，无药物过敏史。

问题：你建议的药物是什么？

【目的要求】

1. 掌握酯化反应、还原反应等单元反应。
2. 掌握利用共沸脱水原理进行羧酸的酯化反应操作。
3. 掌握盐析法分离精制水溶性大的盐类化合物。

【实验原理】

盐酸普鲁卡因是临床上最常见的局部麻醉药之一，药效较强，毒副作用较低，除用药过量引起中枢神经系统及心血管系统不良反应外，偶见过敏反应，用药前应做皮肤过敏试验。其代谢产物对氨基苯甲酸（PABA）能减弱磺胺类药物的抗菌效力。盐酸普鲁卡因作用于外周神经产生传导阻滞作用，依靠浓度梯度以弥散方式穿透神经细胞膜，在内侧阻断钠离子通道，使神经细胞兴奋阈值升高，丧失兴奋性和传导性，信息传递被阻断，因而具有良好的局部麻醉作用。临床上主要用于浸润麻醉、脊麻及阻滞麻醉。

合成路线如下：

$$O_2N-\!\!\!\bigcirc\!\!\!-COOH \xrightarrow[\text{2-甲基苯}]{HOCH_2CH_2N(C_2H_5)_2,} O_2H-\!\!\!\bigcirc\!\!\!-COOCH_2CH_2N(C_2H_5)_2$$

$$\xrightarrow{Fe,HCl} NH_2-\!\!\!\bigcirc\!\!\!-COOCH_2CH_2N(C_2H_5)_2 \cdot HCl \xrightarrow{20\%NaOH}$$

$$NH_2-\!\!\!\bigcirc\!\!\!-COOCH_2CH_2N(C_2H_5)_2 \xrightarrow{HCl} \left[H_2N-\!\!\!\bigcirc\!\!\!-COOCH_2CH_2\overset{+}{N}H(C_2H_5)_2 \right] Cl^-$$

盐酸普鲁卡因的化学名为 4-氨基苯甲酸-2-(二乙氨基)乙酯盐酸盐，白色细微针状晶体或结晶性粉末，无臭，味微苦，有麻痹感，熔点 154～157 ℃。其易溶于水（1∶1），略溶于乙醇（1∶30），微溶于氯仿，几乎不溶于乙醚。其结构中含有酯基，化学稳定性较差，酸、碱和体内酯酶均能将其水解。随温度升高或 pH 增加，其水解速率也相应加快。芳伯氨基易氧化变色，制备注射剂时应调 pH 为 3.5～5.0，控制灭菌温度和时间，以 100 ℃流通蒸汽灭菌 30 min 为宜，安瓿瓶内通入惰性气体，加抗氧化剂，除金属离子或加入金属离子掩蔽剂，避光、密闭、放置阴凉处。上述几点在生产、贮藏过程中需特别注意。

【实验准备】

仪器：三颈烧瓶、分水器、直形冷凝管、磁力搅拌器、油浴锅、温度计、布氏漏斗、抽滤瓶、锥形瓶、烧杯。

试剂：对硝基苯甲酸、2-二乙氨基乙醇、二甲苯、沸石、3%盐酸、氢氧化钠溶液、铁粉、稀盐酸、饱和硫化钠溶液、蒸馏水、浓盐酸、精制食盐、乙醇、保险粉、异丙醇。

【物理常数】

名称	结构式	分子量	密度/(g/cm^3)	熔点/℃	沸点/℃	溶解度
对硝基苯甲酸		167.12	1.61	237～240	295.67	溶于乙醇、乙醚、氯仿、丙酮、沸水，微溶于苯、二硫化碳，不溶于石油醚
2-二乙氨基乙醇		117.19	0.884	−70	161	可与水和乙醇混溶
二甲苯		106.17	0.86 g/mL (25 ℃)	−34	137～140	不溶于水，与乙醇、氯仿或乙醚能任意混合
硝基卡因		266.3	1.163		208～210	
硫化钠	NaS_2	78.04	1.86 g/mL (25 ℃)	950		H_2O:0.1 g/mL
普鲁卡因		236.31	1.0604	61	378.78	易溶于水，略溶于乙醇，微溶于氯仿，几乎不溶于乙醚
异丙醇	$CH_2(CH_3)_2OH$	60.1	0.78 g/mL (25 ℃)	−89.5	82	溶于水、醇、醚、苯、氯仿等多数有机溶剂
盐酸普鲁卡因	·HCl	272.77	1.1761	155～156	195～196	易溶于水，溶于乙醇，微溶于氯仿，几乎不溶于乙醚
连二亚硫酸钠	$Na_2S_2O_4$	174.11	2.13	300	1390	H_2O:250 g/L(20 ℃)

【实验装置图】

反应实验装置见图 4-2。

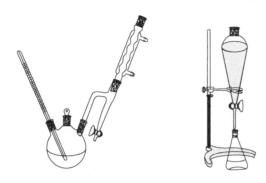

图 4-2 反应实验装置

【实验内容】

1. 对硝基苯甲酸-2-二乙氨基乙醇酯（硝基卡因）的制备

（1）原料规格及配比

试剂名称	规格	用量
对硝基苯甲酸	化学纯	20.0 g
2-二乙氨基乙醇	化学纯	14.7 g
二甲苯	分析纯	200 mL
盐酸	3%，自配	150 mL
氢氧化钠溶液	1%，自配	60 mL
沸石		适量

（2）实验操作

在装有温度计、分水器和回流冷凝管的 500 mL 三颈烧瓶中，加入 20 g 对硝基苯甲酸、200 mL 二甲苯、14.7 g 的 2-二乙氨基乙醇及 3 粒沸石，用加热套缓慢加热[1]，约 30 min 升温至 145 ℃左右，维持平稳回流，共沸除水 6 h[2,3]，稍冷，将反应液转移至 500 mL 锥形瓶中，冷却过夜，瓶底有大量固体析出[4,5]。上清液用倾泻法转移至 500 mL 梨形分液漏斗中，以 1%NaOH 溶液（20 mL×3）洗涤[6]，除去反应液中残余的对硝基苯甲酸。有机层再用 3%盐酸（50 mL×3）洗涤[6]，合并酸性水层（含硝基卡因），供下步还原反应用。

2. 对氨基苯甲酸-2-二乙氨基乙醇酯的制备

（1）原料规格与配比

试剂名称	规格	用量
硝基卡因溶液	自制	全部
氢氧化钠溶液	20%，自配	适量

试剂名称	规格	用量
铁粉	还原铁粉	47.0 g
盐酸	3%,自配	适量
硫化钠溶液	饱和溶液,自配	适量
活性炭	AR	适量

（2）实验操作

将第 1 步硝基卡因制备中收集的酸性水溶液加入装有搅拌器、温度计和回流冷凝管的 500 mL 三颈烧瓶中，搅拌下用 20%氢氧化钠溶液调节反应液 pH 值至 4.0～4.2 充分搅拌，于 25 ℃分批加入经过活化的铁粉[7,8]，期间反应温度会自动上升，控制内温不超过 70 ℃（必要时可给予水浴降温）。铁粉加毕，保持 40～45 ℃反应 2 h。抽滤，滤渣用少量水洗涤 2 次，洗液与滤液合并，用 3%盐酸酸化调 pH 值至 5。滴加饱和硫化钠溶液调节 pH 值至 7.8～8.0，以完全沉淀反应液中的铁盐。抽滤，滤渣用适量水洗涤，合并滤液与洗涤液，用稀盐酸酸化至 pH 值为 6.0，加入适量活性炭于 50～60 ℃保温 10 min[9]，抽滤，滤渣用少量水洗涤一次，滤液与洗液合并，冰水浴冷却至 10 ℃以下，玻璃棒搅拌下缓慢滴加 20%NaOH 溶液，碱化至普鲁卡因全部析出（pH 值为 9.5～10.5）。抽滤，滤饼用冷水洗涤至中性，室温真空干燥，得普鲁卡因，供成盐用[10]。

3. 盐酸普鲁卡因的制备

（1）原料规格与配比

试剂名称	规格	用量
普鲁卡因	自制	全部
异丙醇	化学纯	适量
盐酸	36%	适量

（2）实验操作

将第 2 步制得的普鲁卡因置于 100 mL 干燥的烧杯中，缓慢加入异丙醇至恰好溶解[11]。抽滤，滤液转移至烧杯中，慢慢滴加浓盐酸调节 pH 值至 5.5[12]，可见大量沉淀生成，冷却析晶，抽滤，得盐酸普鲁卡因粗品。

4. 盐酸普鲁卡因的精制

（1）原料规格与配比

试剂名称	规格	用量
盐酸普鲁卡因	自制	全部
蒸馏水	自制	适量
连二亚硫酸钠	分析纯	适量
无水乙醇	分析纯	适量

（2）实验操作

将制得的盐酸普鲁卡因粗品置于干燥的小烧杯中，慢慢滴加蒸馏水，外用水浴维持内温 70 ℃，至恰好溶解[13]，然后加入适量保险粉（连二亚硫酸钠）[14]，于 70 ℃保温反应

10 min。趁热抽滤，滤液自然冷却析晶，继而用冰浴冷却，使析晶完全。抽滤，滤饼用少量冷无水乙醇洗涤两次并干燥，得盐酸普鲁卡因精品。称重，基于对硝基苯甲酸计算总产率。

本实验约需 8 h。

【附注】

[1] 升温应缓慢，防止暴沸。

[2] 本实验采用一步酯化法制备硝基卡因。由于羧酸和醇的直接酯化是可逆反应，在经历长时间反应达平衡时，硝基卡因的产率也不理想（约为 65.2%），为使反应向成酯方向进行，需向反应体系中不断加入某一原料或不断去除任何一种生成物。

[3] 本反应通过利用二甲苯和水能够共沸的原理，不断将生成的水除去，使酯化反应趋于完全。由于水的存在对反应产生不利的影响，故实验中使用的药品和仪器应事先干燥。

[4] 酯化反经 TLC 监控（展开剂为石油醚：乙酸乙酯：冰醋酸＝75：25：2），结合实验教学的实际需要，将共沸脱水进行酯化的反应时间定为 6 h。若延长反应时间，产率可继续提高。

[5] 经 TLC 分析确认（展开剂为石油醚：乙酸乙酯：冰醋酸＝75：25：2），酯化反应结束后，母液中析出的结晶主要为对硝基苯甲酸，用倾泻法分离固体，获取含硝基卡因的母液，可避免使用大量 NaOH 溶液去除对硝基苯甲酸时可能会出现的乳化现象和造成的硝基卡因的水解。

[6] 采用 1% NaOH 溶液洗涤和 3% 稀盐酸液洗涤母液，不但可以提高硝基卡因的纯度，也为回收利用二甲苯带来许多操作便利。

[7] 铁粉应先活化以去除其表面的铁锈，方法如下：取 47.0 g 铁粉，先加入 100 mL 水，然后加入 0.7 mL 浓盐酸，将混合物加热至微沸。用水倾泻法把铁粉水洗至洗液近中性，活化后的铁粉可置于水中保存待用。

[8] 铁粉还原为放热反应，铁粉应分批加入，避免由反应剧烈导致内温过高，进而造成产物的分解。该反应需控制 pH 值、反应温度和铁粉用量，使硝基能充分还原为氨基，期间铁粉会转化为 $Fe(OH)_2$（绿色沉淀），继而转化为 $Fe(OH)_3$（棕色沉淀），然后形成 Fe_3O_4（棕黑色沉淀）。因此，反应过程会经历绿色、棕色、棕黑色的颜色变化。若反应体系不转变为棕黑色，可能反应尚未完全，可补加适量铁粉，继续反应一段时间。

[9] 为完全沉淀溶液中的铁盐，加入了过量的硫化钠，加酸后可形成胶体硫，通过活性炭的吸附，可将其滤除。

[10] 普鲁卡因粗品尽量抽干，并在室温下真空干燥，以免普鲁卡因氧化变质合成盐酸盐时产率下降。

[11] 盐酸普鲁卡因易溶于水，成盐时所用仪器必须干燥，采用异丙醇作为成盐溶剂可以大大提高产率。盐酸普鲁卡因虽然在乙醇中也微溶，但实验中发现普鲁卡因在乙醇中成盐酸盐时析出速率慢，故成盐溶剂选用异丙醇。

[12] 使用精密 pH 试纸，将 pH 值严格控制在 5.5，使成盐完全，并防止芳胺成盐。

[13] 因盐酸普鲁卡因在水中溶解度很大，精制时用水量要严格控制，否则影响产率。

[14] 保险粉为强还原剂，可防止芳胺氧化和除去有色杂质。若用量过多，则成品含硫量不合格，用量需控制在 1% 以下。

【思考题】

1. 在实验过程中，为何采用对硝基苯甲酸与 2-二乙氨基乙醇脱水酯化制备硝基卡因，再经还原制得普鲁卡因，而不是先还原硝基，再将对氨基苯甲酸与 2-二乙氨基乙醇进行酯化？
2. 在制备硝基卡因时，为什么以二甲苯作为溶剂？
3. 在铁粉还原硝基为氨基的过程中，为什么要调控 pH 值和反应温度？反应液的颜色为什么会发生变化？
4. 还原反应结束后，为什么要加入硫化钠？
5. 在制备普鲁卡因盐酸盐时，为什么选取异丙醇为溶剂？

【参考文献】

[1] 武莹浣. 盐酸普鲁卡因合成、稳定性和检测 [J]. 中国科教创新导刊，2003，22：100.
[2] 祝清兰. 普鲁卡因的合成和分析方法 [D]. 南京：南京工业大学，2004.
[3] 卓泽思，刘燕华，黄黎敏，等. 均匀实验优选盐酸普鲁卡因中间体的合成工艺 [J]. 山东化工，2014，12：11-12，15.

实验六　氟哌酸的合成

　临床案例

案例：男，62 岁，半年来每天腹泻 3～5 次，大便不成形，有时甚至更稀，不伴发热、腹痛、便血等，不伴眼干、口干、脱发等，食欲可。

问题：（1）腹泻后每次服用诺氟沙星胶囊有效，但停药后则又出现腹泻，迁延不愈，是何原因？（2）喹诺酮类药物的抗菌谱有哪些？选用诺氟沙星治疗的依据是什么？

【目的要求】

1. 掌握 Could-Jacobs 环合反应及定位基、反应温度对环合产物和反环合产物平衡的影响。
2. 掌握无水反应操作。
3. 掌握硼螯合物制备方法及硼螯合物对产物选择性的影响。

【实验原理】

氟哌酸的化学名为 1-乙基-6-氟-1,4-二氢-4-氧-7-(1-哌嗪基)-3-喹啉羧酸 [1-ethyl-6-

fluoro-1,4-dihydro-4-oxo-7-(1-piperaziny)-3-quinoline carboxylicacid]，化学结构式为：

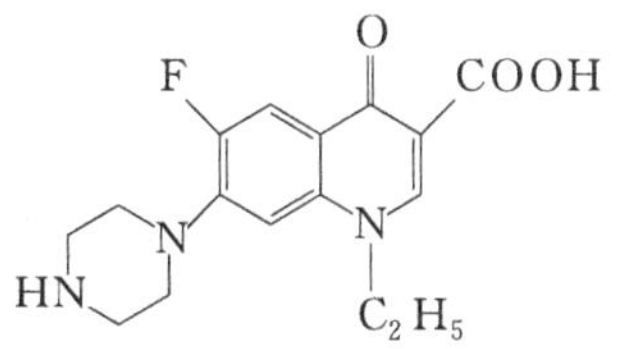

氟哌酸为微黄色针状晶体或结晶性粉末，mp.216～220 ℃，易溶于酸及碱，易溶于水。

氟哌酸的制备方法很多，按不同原料及路线划分有十几种。我国工业生产以路线一为主。近年来，许多新工艺在氟哌酸生产中获得应用，如路线二，即硼螯合物法。该法收率高，产物质量好，操作简便且单耗低，被逐渐采用。

合成路线如下。

路线一：

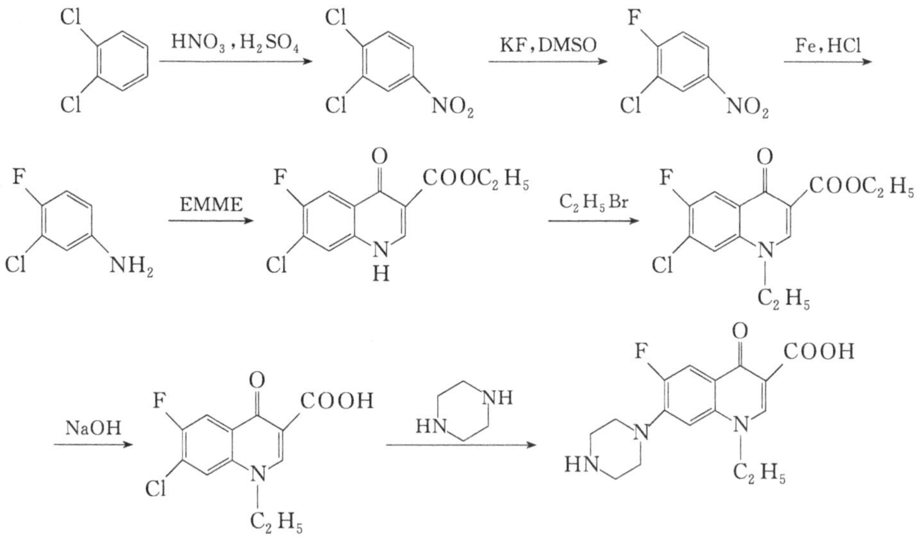

路线二：

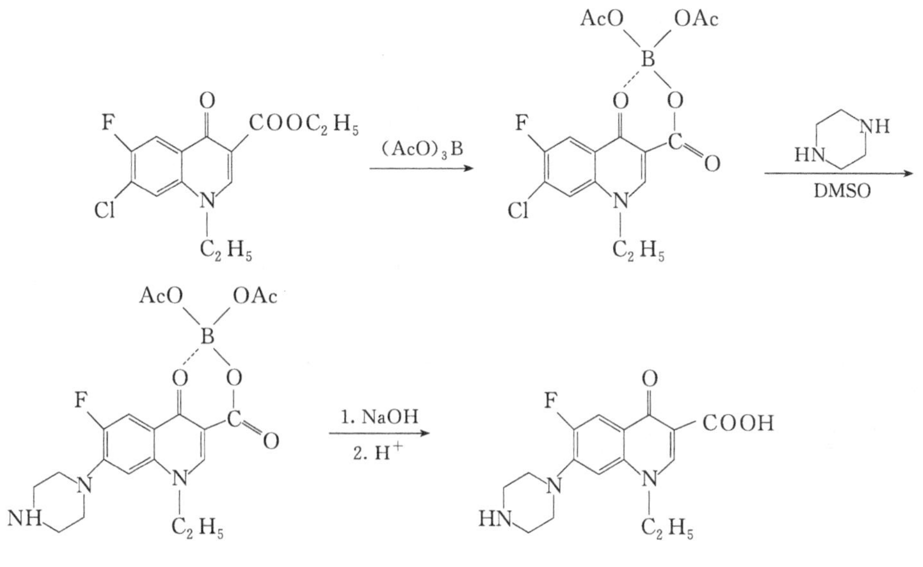

【实验准备】

仪器：磁力搅拌器、回流冷凝管、温度计、恒压滴液漏斗、油浴锅、干燥管、分液漏斗、布氏漏斗、抽滤瓶、锥形瓶、移液管、圆底烧瓶、烧杯。

试剂：硝酸、硫酸、邻二氯苯、3,4-二氯硝基苯、无水二甲亚砜、无水氟化钾、铁粉、氯化钠、浓盐酸、4-氟-3-氯硝基苯、原甲酸三乙酯、石蜡油、甲苯、丙酮、环合物、无水碳酸钾、N,N-二甲基甲酰胺（DMF）、溴乙烷、固体 NaOH 浓盐酸、无水哌嗪、吡啶、冰醋酸、氯化锌、硼酸、醋酸酐、二甲亚砜（DMSO）、10％氢氧化钠溶液、蒸馏水。

【物理常数】

名称	结构式	分子量	密度/(g/mL)	熔点/℃	沸点/℃	溶解度
邻二氯苯	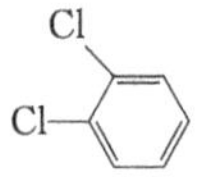	147	1.306 (25 ℃)	−15	179	不溶于水,能与乙醇、乙醚和苯混溶
3,4-二氯硝基苯	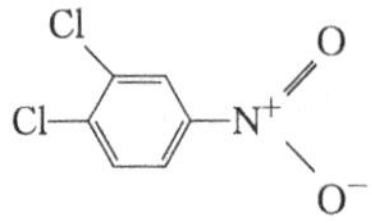	192	1.48 (55 ℃)	39～41	255～256	不溶于水,溶于热乙醇、乙醚
4-氟-3-氯硝基苯	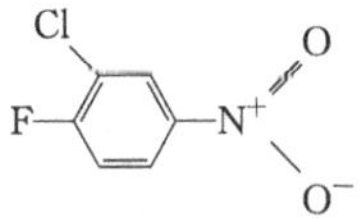	175.54	1.61	40～42	227～232	
4-氟-3-氯苯胺	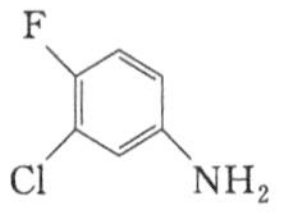	145.56	1.226	42～44	227～228	H_2O:10 g/L（20 ℃）
原甲酸三乙酯	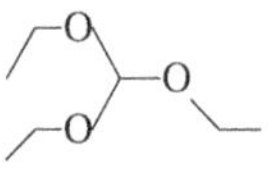	148.2	0.891 (55 ℃)	−76	146	与乙醇、乙醚混溶。微溶于水,但遇水会分解
氟哌酸	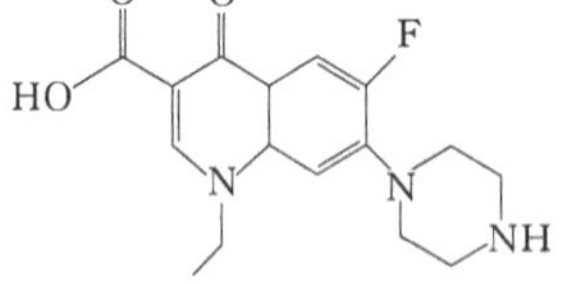	319.33	1.2504	220	555.8± 50.0	极易溶于水,微溶于丙酮和乙醇

【实验装置图】

反应实验装置见图 4-3。

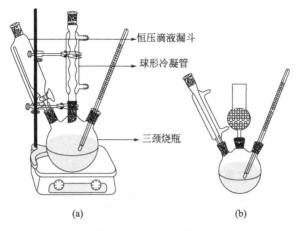

(a)   (b)

图 4-3　反应实验装置

【实验内容】

1. 3,4-二氯硝基苯的制备

在装有搅拌器、回流冷凝器、温度计、滴液漏斗的四颈瓶中，先加入硝酸 51 g，水浴冷却下，滴加硫酸 79 g，控制滴加速度，使温度保持在 50 ℃ 以下。滴加完毕，换滴液漏斗，于 40~50 ℃ 内滴加邻二氯苯 35 g，40 min 内滴完，升温至 60 ℃，反应 2 h，静置分层，取上层油状液体倾入 5 倍量水中，搅拌，固化，放置 30 min，过滤，水洗至 pH 6~7，真空干燥，称重，计算收率。

2. 4-氟-3-氯硝基苯的合成

在装有搅拌器、回流冷凝器、温度计、氯化钙干燥管的四颈瓶中，加入 3,4-二氯硝基苯 40 g、无水二甲亚砜 73 g、无水氟化钾 23 g，升温到回流温度 194~198 ℃，在此温度下快速搅拌 1~1.5 h，冷却至 50 ℃ 左右，加入 75 mL 水，充分搅拌，倒入分液漏斗中，静置分层，分出下层油状物。安装水蒸气蒸馏装置，进行水蒸气蒸馏，得淡黄色固体，过滤，水洗至中性，真空干燥，得 4-氟-3-氯硝基苯。

3. 4-氟-3-氯苯胺的制备

在装有搅拌器、回流冷凝器、温度计的三颈瓶中投入铁粉 51.5 g、水 173 mL、氯化钠 4.3 g、浓盐酸 2 mL，搅拌下于 100 ℃ 活化 10 min，降温至 85 ℃，在快速搅拌下，先加入 4-氟-3-氯-硝基苯 15 g，温度自然升至 95 ℃，10 min 后再加入 4-氟-3-氯-硝基苯 15 g，于 95 ℃ 反应 2 h，然后将反应液进行水蒸气蒸馏，馏出液中加入冰，使产品固化完全，过滤，于 30 ℃ 下干燥，得 4-氟-3-氯-苯胺（mp. 44~47 ℃）。

4. 乙氧基亚甲基丙二酸二乙酯（EMME）的制备

在装有搅拌器、温度计、滴液漏斗、蒸馏装置的四颈瓶中，加入原甲酸三乙酯 78 g，$ZnCl_2$ 0.1 g，搅拌，加热，升温至 120 ℃，蒸出乙醇，降温至 70 ℃，于 70~80 ℃ 内滴加第二批原甲酸三乙酯 20 g 及醋酸酐 6 g，于 0.5 h 内滴完，然后升温到 152~156 ℃，保温反应 2 h。冷却至室温，将反应液倾入圆底烧瓶中，水泵减压回收原甲酸三乙酯（bp. 140 ℃，

70 ℃/5333 Pa）。冷到室温，换油泵进行减压蒸馏，收集 120～140 ℃、1666.6 Pa 的馏分，得乙氧基亚甲基丙二酸二乙酯。

5. 7-氯-6-氟-1,4-二氢 4-氧喹啉-3-羧酸乙酯（环合物）的制备

在装有搅拌器、回流冷凝器、温度计的三颈瓶中分别投入 4-氟-3-氯苯胺 15 g、EMME 24 g，快速搅拌下加热到 120 ℃，于 120～130 ℃反应 2 h。放冷至室温，将回流装置改成蒸馏装置，加入石蜡油 80 mL，加热到 260～270 ℃，有大量乙醇生成，回收乙醇反应 30 min 后，冷却到 60 ℃以下，过滤，滤饼分别用甲苯、丙酮洗至灰白色，干燥，测熔点（mp. 297～298 ℃），计算收率。

6. 1-乙基-7-氯-6-氟-1,4-二氢-4-氧喹啉-3-羧酸乙酯（乙基物）制备

在装有搅拌器、回流冷凝器、温度计、滴液漏斗的 250 mL 四颈瓶中，加入环合物 25 g、无水碳酸钾 30.8 g、DMF 125 g，搅拌，加热到 70 ℃，于 70～80 ℃下，在 40～60 min 内滴加溴乙烷 25 g。滴加完毕，升温至 100～110 ℃，保温反应 6～8 h，反应完毕，减压回收 70%～80%的 DMF，降温至 50 ℃左右，加入 200 mL 水，析出固体，过滤，水洗，干燥，得粗品，用乙醇重结晶。

7. 1-乙基-7-氯-6-氟-1,4 二氢-4-氧喹啉-3-羧酸（水解物）的制备

在装有搅拌器、冷凝器、温度计的三颈瓶中，加入 20 g 乙基物以及碱液（由氢氧化钠 5.5 g 和蒸馏水 75 g 配成），加热至 95～100 ℃，保温反应 10 min。冷却至 50 ℃，加入水 125 mL 稀释，浓盐酸调 pH 6，冷却至 20 ℃，过滤，水洗，干燥，测熔点（若熔点低于 270 ℃，需进行重结晶），计算收率。

8. 氟哌酸的制备（路线一）

在装有搅拌器、回流冷凝器、温度计的 150 mL 三颈瓶中，投入水解物 10 g、无水哌嗪 13 g、吡啶 65 g，回流反应 6 h，冷却到 10 ℃，析出固体，抽滤，干燥，称重，测熔点（mp. 215～218 ℃）。

将上述粗品加入 100 mL 水溶解，用冰醋酸调 pH 7，抽滤，得精品，干燥，称重，测熔点（mp. 216～220 ℃），计算收率和总收率。

9. 硼螯合物的制备

在装有搅拌器、冷凝器、温度计、滴液漏斗的 250 mL 四颈瓶中，加入氯化锌、硼酸 3.3 g 及少量醋酸酐（醋酸酐总计用量为 17 g），搅拌，加热至 79 ℃，反应引发后，停止加热，自动升温至 120 ℃。滴加剩余醋酸酐，加完后回流 1 h，冷却，加入乙基物 10 g，回流 2.5 h，冷却到室温，加水，过滤，少量冰乙醇洗至灰白色，干燥，测熔点［mp. 275 ℃（分解）］。

10. 氟哌酸的制备（路线二）

在装有搅拌器、回流冷凝器、温度计的三颈瓶中，加入螯合物 10 g。无水哌嗪 8 g、二甲亚砜（DMSO）30 g，于 110 ℃反应 3 h，冷却至 90 ℃，加入 10% NaOH 溶液 20 mL，回流 2 h，冷至室温，加 50 mL 水稀释，用乙酸调 pH 7.2，过滤，水洗，得粗品。在 250 mL 烧杯中加入粗品及 100 mL 水，加热溶解后，冷却，用乙酸调 pH 7，析出固体，抽滤，水洗，干燥，得氟哌酸，测熔点（mp. 216～220 ℃）。

【操作要点及注意事项】

1. 3,4-二氯硝基苯的制备

(1) 本反应是用混酸硝化。硫酸可以防止副反应的进行，并可以增加被硝化物的溶解度；硝酸生成 NO_2，是硝化剂。

(2) 此硝化反应需达到 40 ℃才能反应，低于此温度，滴加混酸会导致大量混酸聚集，一旦反应引发，聚集的混酸会使反应温度急剧升高，生成许多副产物，因此滴加混酸时应调节滴加速度，控制反应温度在 40～50 ℃。

(3) 上述方法所得的产品纯度已经足够用于下步反应，如要得到较纯的产品，可以采用水蒸气蒸馏或减压蒸馏的方法。

(4) 3,4-二氯硝基苯的熔点为 39～41 ℃，因此不能用红外灯或烘箱干燥。

2. 4-氟-3-氯硝基苯的合成

(1) 该步氟化反应为绝对无水反应，一切仪器及药品必须绝对无水，微量水即会导致收率大幅下降。

(2) 为保证反应液的无水状态，可在刚回流时蒸出少量二甲亚砜，将反应液中的微量水分带出。

(3) 进行水蒸气蒸馏时，少量冷凝水就已足够，大量冷凝水会导致 4-氟-3-氯硝基苯固化，堵塞冷凝管。

3. 4-氟-3-氯苯胺的制备

(1) 胺的制备通常是在盐酸或醋酸存在下用铁粉还原硝基化合物而制得。该法原料便宜，操作简便，收率稳定，适于工业生产。

(2) 铁粉由于表面上有氧化铁膜，需经活化才能反应，铁粉粗细一般以 60 目为宜。

(3) 由于铁粉密度较大，搅拌速度慢则不能将铁粉搅匀，会在烧瓶下部结块，影响收率，因此该反应应剧烈搅拌。

(4) 水蒸气蒸馏应控制冷凝水的流速，防止 4-氟-3-氯苯胺固化，堵塞冷凝管。

(5) 4-氟-3-氯-胺的熔点低（40～43 ℃），故应低温干燥。

4. 乙氧基亚甲基丙二酸二乙酯（EMME）的制备

(1) 本反应是缩合反应，$ZnCl_2$ 是 Lewis 酸，作为催化剂。

(2) 减压蒸馏所需真空度要达 666.6 Pa 以上，才可进行蒸馏操作，真空度小，蒸馏温度高，导致收率下降。

(3) 减压回收原甲酸三乙酯时亦可进行常压蒸馏，收集 140～150 ℃的沸点馏分。蒸出的原甲酸三乙酯可以再次使用。

5. 7-氯-6-氟-1,4-二氢-4-氧喹啉-3-羧酸乙酯（环合物）的制备

(1) 本反应为无水反应，所有仪器应干燥，严格按无水反应操作进行，否则会导致 EMME 分解。

(2) 环合反应温度控制在 260～270 ℃，为避免温度超过 270 ℃，可在将要达到 270 ℃时缓慢加热。反应开始后，反应液变黏稠，为避免局部过热，应快速搅拌。

（3）该环合反应是典型的 Could-Jacobs 反应，考虑苯环上的取代基的定位效应及空间效应，3 位氯的对位远比邻位活泼，但也不能忽略邻位的取代。反应条件控制不当，便会按下式反应形成反环物：

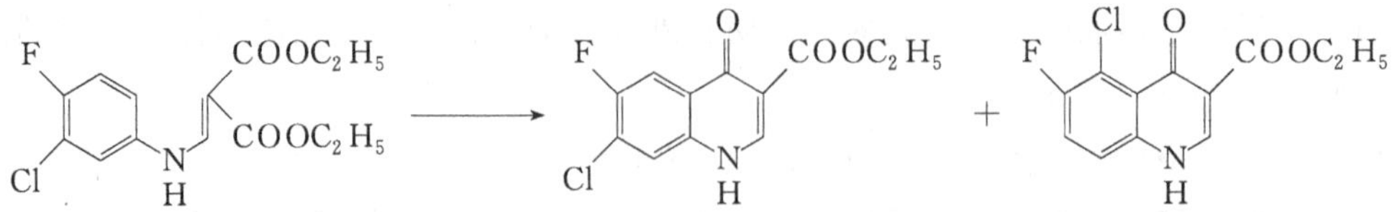

为减少反环物的生成，应注意以下几点：①反应温度低，有利于反环物的生成。因此，反应温度应快速达到 260 ℃，且保持在 260～270 ℃。②加大溶剂用量可以降低反环物的生成。从经济的角度来讲，采用溶剂与反应物用量比为 3∶1 时比较合适。③用二甲苯或二苯砜为溶剂时，会减少反环物的生成，但价格昂贵。亦可用廉价的工业柴油代替石蜡油。

6. 1-乙基-7-氯-6-氟-1,4 二氢-4-氧喹啉-3-羧酸乙酯（乙基物）的制备

（1）反应中所用 DMF 要预先进行干燥，少量水分对收率有很大影响，所用无水碳酸钾需电炉翻炒。

（2）溴乙烷沸点低，易挥发，为避免损失，可将滴液漏斗的滴管加长，插到液面以下，同时注意反应装置的密闭性。

（3）反应液加水是要降至 50 ℃左右，温度太高导致酯键水解，过低会使产物结块，不易处理。

（4）环合物在溶液中有酮式与烯醇式平衡，反应后可得到少量乙基化合物，该化合物随主产物一起进入后续反应，使生成 6-氟-1,4-二氢-4-氧代-7-（1-哌嗪基）喹啉（简称脱羧物），成为氟哌酸中的主要杂质。不同的乙基化试剂，O-乙基产物生成量不一样，采用 BrEt 时较低。

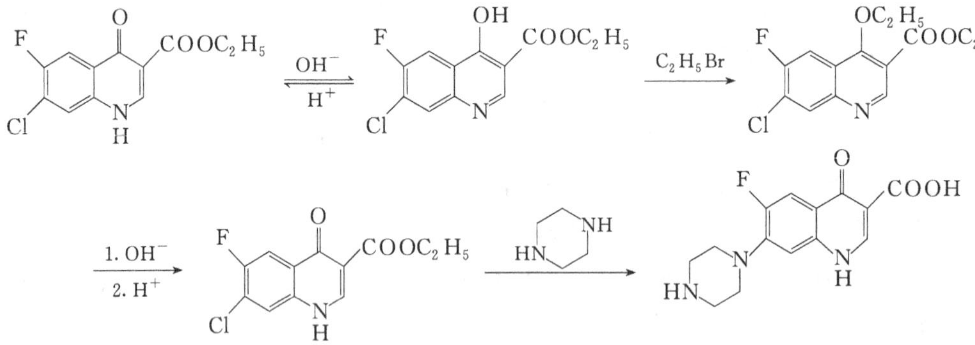

（5）滤饼洗涤时要将颗粒研细，同时用大量水冲洗，否则会有少量 K_2CO_3 残留。

（6）乙醇重结晶操作过程：取粗品，加入 4 倍量的乙醇，加热至沸，溶解。稍冷，加入活性炭，回流 10 min，趁热过滤，滤液冷却至 10 ℃结晶析出，过滤，洗涤，干燥，得精品，测熔点（mp.144～145 ℃）。母液中尚有部分产品，可以浓缩至一半体积后，冷却，析晶，所得产品亦可用于下步投料。

7. 1-乙基-7-氯-6-氟-1,4-二氢-4-氧喹啉-3-羧酸（水解物）的制备

（1）由于反应物不溶于碱，而产品溶于碱，反应完全后，反应液澄清。

（2）在调 pH 之前应先粗略计算盐酸用量，快到终点时，将盐酸稀释，以防加入过量的酸。

（3）重结晶的方法：取粗品，加入 5 倍量上步回收的 DMF，加热溶解，加入活性炭，再加热，过滤，除去活性炭，冷却，结晶，过滤，洗涤，干燥，得精品。

8. 氟哌酸的制备（路线一）

（1）本反应为氮烃化反应，注意温度与时间对反应的影响。

（2）反应物的 6 位氟亦可与 7 位氯竞争性地参与反应，会有氟哌酸副产物生成，最多可达 25%。

9. 硼螯合物的制备

（1）硼酸与醋酸酐反应生成硼酸三乙酰酯，此反应到达 79 ℃的临界点时才开始反应，并释放出大量热，温度急剧升高。如果量大，则有冲料的危险，建议采用 250 mL 以上的反应瓶，并缓慢加热。

（2）由于螯合物在乙醇中有一定溶解度，为避免产品损失，最后洗涤时，可先用冰水洗涤，温度降下来后，再用冰乙醇洗涤。

10. 氟哌酸的制备（路线二）

（1）硼螯合物可以利用 4 位羰基氧的 p 电子向硼原子轨道转移的特性，增强诱导效应，激活 7 位 Cl，钝化 6 位 F，从而选择性地提高哌嗪化收率，能彻底防止氟哌酸的生成。

（2）由于氟哌酸溶于碱，如反应液在加入 NaOH 回流后澄清，表示反应已进行完全。

（3）过滤粗品时，要将滤饼中的乙酸盐洗净，防止带入精制过程，影响产品的质量。

【思考题】

1. 3,4-二氯硝基苯的制备
（1）硝化试剂有许多种，请举出其中几种并说明其各自的特点。
（2）配制混酸时能否将浓硝酸加到浓硫酸中？为什么？
（3）如何检查反应是否已进行完全？

2. 4-氟-3-氯硝基苯的合成
（1）请指出提高此步反应收率的关键是什么？
（2）如果延长反应时间会得到什么样的结果？
（3）水溶液中的二甲亚砜如何回收？

3. 4-氟-3-氯苯胺的制备
（1）此反应用的铁粉为硅铁粉，含有部分硅，如用纯铁粉效果如何？
（2）试举出其他还原硝基化合物成胺的还原剂，并简述各自特点。
（3）对于这步反应如何检测其反应终点？
（4）反应中为何分步投料？
（5）请设计除水蒸气蒸馏以外其他后处理方法，并简述各自优缺点。

4. 乙氧基亚甲基丙二酸二乙酯（EMME）的制备
（1）减压蒸馏的注意事项有哪些？不按操作规程做的后果是什么？
（2）本反应所用的 Lewis 酸除 ZnCl₂ 外，还有哪些可以替代？

5. 7-氯-6-氟-1,4-二氢-4-氧喹啉-3-羧酸乙酯（环合物）的制备

（1）请写出 Could-Jacobs 反应历程，并讨论何种反应条件有利于提高反应收率。

（2）本反应为高温反应，试举出几种高温浴装置，并写出安全注意事项。

6. 1-乙基-7-氯-6-氟-1,4-二氢-4-氧喹啉-3-羧酸乙酯（乙基物）制备

（1）对于该反应，请找出其他的乙基化试剂，简述优缺点。

（2）该反应的副产物是什么？简述减少副产物的方法。

（3）采用何种方法可使溴乙烷得到充分合理的利用？

（4）如减压回收 DMF 后不降温，加水稀释，对反应有何影响？

7. 1-乙基-7-氯-6-氟-1,4-二氢-4-氧喹啉-3-羧酸（水解物）的制备

（1）水解反应的副产物有几种，带入下一步会有何后果？

（2）浓盐酸调 pH 值接近 6 时，溶液会有何变化？为什么？

8. 氟哌酸的制备（路线一）

（1）本反应中吡啶有哪些作用？并指出本反应的优缺点。

（2）用水重结晶主要分离什么杂质？设计出几种其他的精制方法，并与本法比较。

（3）通过本实验编制一份工艺操作规程及工艺流程，并对本工艺路线作出评价。

（4）做一张本产品的红外光谱及核磁共振氢谱图，并进行解析。

9. 硼螯合物的制备

（1）搅拌快慢对该反应有何影响？

（2）加入乙基物后，反应体系中主要有哪几种物质？

10. 氟哌酸的制备（路线二）

（1）试从收率、操作难易、单耗等方面比较两种合成方法。

（2）从该反应的特点出发，选择几种可以替代 DMSO 的溶剂或溶剂系统。

【参考文献】

［1］孙铁民．药物化学实验［M］．2版．北京：中国医药科技出版社，2014.

［2］龚平．氟哌酸合成工艺综述［J］．中国医药导刊，2008（03）：428-431.

第五章

创新性药物的合成

实验七　不对称 1,4-二氢吡啶类化合物的绿色合成

临床案例

　　案例：张大爷，65 岁，因头疼和短暂性晕厥入院，被诊断为短暂性脑缺血发作（transient ischemic attack，TIA）。张大爷认为这是一种老年人常见的脑血管疾病，按自己的经验打算服用尼群地平，被医生阻止。

　　问题：医生选择使用尼莫地平，并向带教实习生声明临床用药必须为不对称的 1,4-二氢吡啶类化合物，这是为什么呢？

【目的要求】

　　1. 掌握不对称 1,4-二氢吡啶类衍生物的绿色合成方法。

　　2. 掌握重结晶等分离提纯技术。

　　3. 了解通过熔点测定和核磁共振氢谱谱图分析来确证化合物结构的方法。

【实验原理】

　　钙通道阻滞剂（calcium channel blocker）是在细胞膜生物通道水平上选择性地阻滞 Ca^{2+} 经细胞膜上通道进入细胞，减少细胞 Ca^{2+} 浓度的药物。

　　1,4-二氢吡啶类（1,4-DHPs）钙通道阻滞剂具有 L 亚型钙通道特殊选择性，有很强的扩张血管作用，临床上用于治疗高血压、心绞痛、充血性心力衰竭、局部缺血和动脉粥状硬化等心脑血管疾病。其代表药物硝苯地平（Nifedipine）的合成通常采用经典的 Hantzsch 法，即芳醛、乙酰乙酸甲酯和浓氨水在乙醇中回流十几个小时，该方法存在回流时间长、产率低以及浓氨水刺激性强等问题。

反应方程式如下：

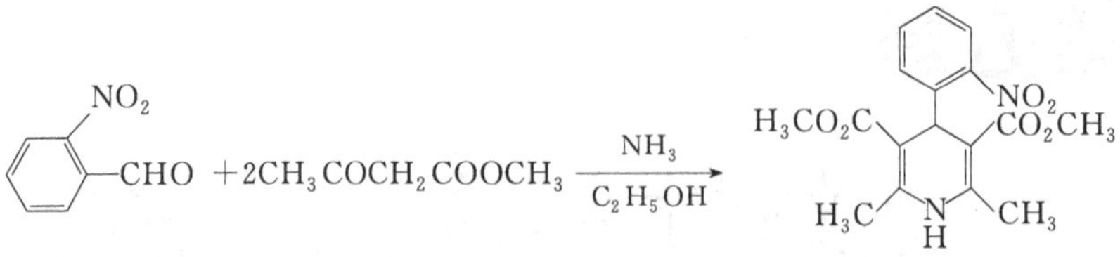

在二氢吡啶环的 3、5 位引入不同的酯基，可使 C-4 具有手性，得到不对称的 1,4-二氢吡啶衍生物。该类化合物以消旋体形式进入体内，能透过血脑屏障，作用于脑血管平滑肌，用于治疗脑出血后遗症、脑梗死后遗症等各种缺血性血管疾病。研究发现，不对称的 1,4-DHPs 的结构发生微小变化，还会表现出钙离子通道以外的生物活性，用于治疗胃肠道疾病、雷诺病以及作为治疗肺动脉高压和癫痫病的辅助药物，因此不对称的 1,4-二氢吡啶类化合物在生物、医药等方面具有更广泛的应用。

然而，不对称的 1,4-二氢吡啶类化合物难以一步合成，必须先用氨和乙酰乙酸甲酯制备中间体 β-氨基巴豆酸酯，再与芳醛在微波辐射下反应才能得到目标产物，且收率较低。以简单的原料一步合成复杂的分子是有机合成最重要的任务之一，也是有机合成最有活力的领域。随着人们对人类生存环境的日益重视，对环境无污染的绿色合成已成为有机化学研究的主要方向。绿色合成要求合成过程中采用无毒的试剂、溶剂或催化剂，其中水被认为是最理想的溶剂。

研究证明，水溶液中可以进行多组分一锅法制备不对称 1,4-DHPs。该反应具有反应时间短、产率高、后处理方便、污染少等优点，是一种方便、有效和快速的不对称 1,4-DHPs 合成方法。因此本实验按照原子经济学原理，以芳醛、乙酰乙酸乙酯、达米酮和醋酸铵为反应物，以 TEBA 为相转移催化剂，在水中于 90 ℃反应 2 h，即可一步合成以六氢喹啉为母体的不对称 1,4-二氢吡啶类化合物，反应方程式如下：

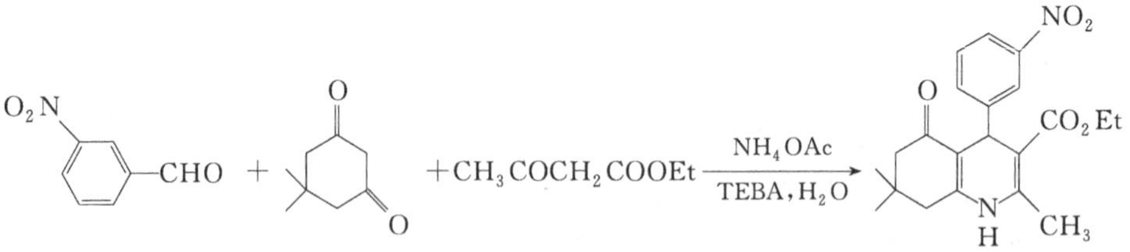

【实验准备】

仪器：磁力搅拌器、球形冷凝管、温度计、油浴锅、干燥管、分液漏斗、布氏漏斗、抽滤瓶、锥形瓶、圆底烧瓶、烧杯、毛细熔点管、显微熔点测定仪。

试剂：3-硝基苯甲醛、乙酰乙酸乙酯、达米酮、醋酸铵、TEBA、95%乙醇、CDCl$_3$ 溶剂、蒸馏水。

【物理常数】

名称	结构式	分子量	密度/ (g/cm³)	熔点/℃	沸点/℃	溶解度
3-硝基苯甲醛		151.12	1.2792	56	285~290	溶于醇、醚、氯仿、苯和丙酮,几乎不溶于水
乙酰乙酸乙酯		130.14	1.029	−43	181	与一般有机溶剂混溶,易溶于水
达米酮		140.18	1.0373	146~148	216.69	溶于甲醇、乙醇、氯仿、苯、乙酸及50%醇水混合液
醋酸铵	NH_4OAc	77.08	1.07	110~112	138.46	可溶于乙醇,易溶于水,微溶于丙酮

【实验装置图】

实验装置见图 5-1。

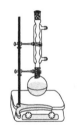

(a) 合成:回流

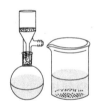

(b) 分离提纯:抽滤、重结晶

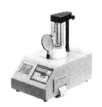

(c) 纯度检验:熔点测定仪

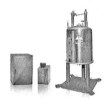

(d) 结构确证:JOEL 400MHz核磁共振仪

图 5-1 实验装置

【实验内容】

1. 原料规格与配比

名称	规格	用量	物质的量
3-硝基苯甲醛	化学纯	0.302 g	2.0 mmol
乙酰乙酸乙酯	化学纯	0.520 g	4.0 mmol
达米酮	化学纯	0.280 g	2 mmol
醋酸铵	化学纯	适量	
TEBA	化学纯	适量	
95%乙醇	化学纯		
CDCl$_3$		0.5mL	
蒸馏水		适量	

2. 实验步骤

（1）1,4-二氢吡啶衍生物——2,7,7-三甲基-4-(3′-硝基苯基)-5-氧代-1,4,5,6,7,8-六氢喹啉-3-甲酸乙酯的水相合成及重结晶

在 50 mL 圆底烧瓶中加入 3-硝基苯甲醛（2.0 mmol，0.302 g）、乙酰乙酸乙酯（4.0 mmol，0.520 g）、达米酮（2 mmol，0.280 g）、醋酸铵（5.0 mmol，0.385 g）、TEBA（0.15 g），加入 10 mL 蒸馏水作为溶剂。在 90 ℃搅拌下反应 2 h，产生大量黄色固体后停止加热，冷却，抽滤，用 95%乙醇重结晶，得到目标产物，计算收率。

（2）纯度检测

精制产物在红外箱烘干 30 min 后，毛细熔点管装样，用显微熔点测定仪测定熔点，与文献值相比，误差在±1 ℃的，可认为得到纯品（文献值：176～178 ℃）。

（3）结构确证

所得纯品（5～10 mg）用 0.5 mL CDCl$_3$ 溶解于核磁样品管中，用 JOEL 400 MHz 核磁共振仪匀场，扫描后，得到核磁共振氢谱。请学生标出特征化学位移值，确定化合物结构。

文献值：^{1}H NMR（CDCl$_3$）δ：0.94（3H，s，CH$_3$），1.09（3H，s，CH$_3$），1.20（3H，t，$J=7.2$ Hz，CH$_3$），2.15（1H，d，$J=16.0$ Hz，C8—H），2.25（1H，d，$J=10.4$ Hz，C6—H），2.29（1H，d，$J=10.4$ Hz，C6—H），2.39（1H，d，$J=16.0$ Hz，C8—H），2.40（3H，s，CH$_3$），4.06（2H，q，$J=7.2$ Hz，CH$_2$O），5.16（1H，s，C4—H），6.34（1H，s，NH），7.38（1H，t，$J=8.0$ Hz，C5′—H），7.73（1H，d，$J=8.0$ Hz，C6′—H），7.99（1H，d，$J=8.0$ Hz，C4′—H），8.11（1H，s，C2′—H）。

【操作要点及注意事项】

TEBA 是一种季铵盐，易潮解，使用后应及时盖上瓶盖。

【思考题】

1. 本实验的反应机理是什么？

2. 为什么是达米酮而不是乙酰乙酸乙酯先与芳醛缩合？

3. 为什么实验中要加入 TEBA？

4. 结构确证还有哪些方法？

5. 请设计其他不对称 1,4-二氢吡啶类化合物的绿色合成方法。

【参考文献】

[1] Shi DQ，Mou J，Zhuang QY，et al. One-pot synthesis of 2-amino-4-aryl-5-oxo-5,6,7,8-tetrahydro-4H-1-benzopyran-3-carbonitriles in aqueous media [J]，J. Chem. Res.，2004，36 (25)：821-823.

[2] Shi DQ，Mou J，Zhuang QY，et al. Three-component one-pot synthesis of 1,4-dihydropyrano [2,3-c] pyrazole derivatives in aqueous media [J]，Synthe Commun，2004，34 (24)：4557-4564.

[3] Shi DQ，Mou J，Zhuang QY，et al. One-pot synthesis of N-hydroxyl-acridine derivatives in aqueous media [J]. Chin. J. Chem. 2005，23 (9)：1223-1227.

[4] 史达清，牟杰，庄启亚，等. 水溶液中 4-芳基-1,4-二氢吡啶衍生物的一步合成法 [J]. 有机化学，2004，24 (9)：1042-1044.

[5] 史达清，牟杰，庄启亚，等. 水介质中 2,7,7-三甲基-5-氧代-4-芳基-1,4,5,6,7,8-六氢喹啉-3-羧酸乙酯的合成 [J]. 有机化学，2004，24 (12)：1569-1572.

实验八　贝诺酯的合成

 临床案例

　　案例：患者，男，口述，凌晨 4 点发热 38 ℃，自行服用两片贝诺酯，于上午 10 点左右退热。睡了半天，全身酸痛，下午仍低热 37.5 ℃，没有感冒和发炎症状。

　　问题：（1）该患者使用药物合理吗？（2）贝诺酯是由阿司匹林和对乙酰氨基酚拼合而成，这样设计的优势是什么呢？

【目的要求】

　　1. 了解贝诺酯的制备原理和方法。

　　2. 掌握氯化氢气体吸收装置的安装及蒸馏等基本操作。

　　3. 了解前药原理在药物化学中的应用。

【实验原理】

　　贝诺酯化学名为 4-乙酰氨基苯基乙酰水杨酸酯，又名扑炎痛，为常用的解热镇痛药。本品为白色结晶或结晶性粉末，无臭。在沸乙醇中易溶，在沸甲醇中溶解，在甲醇或乙醇中微溶，在水中不溶。熔点 177～181 ℃。

　　阿司匹林的羧基和对乙酰氨基酚的酚羟基先分别制成酰氯和酚钠，再缩合成酯，制得贝诺酯。

反应方程式如下：

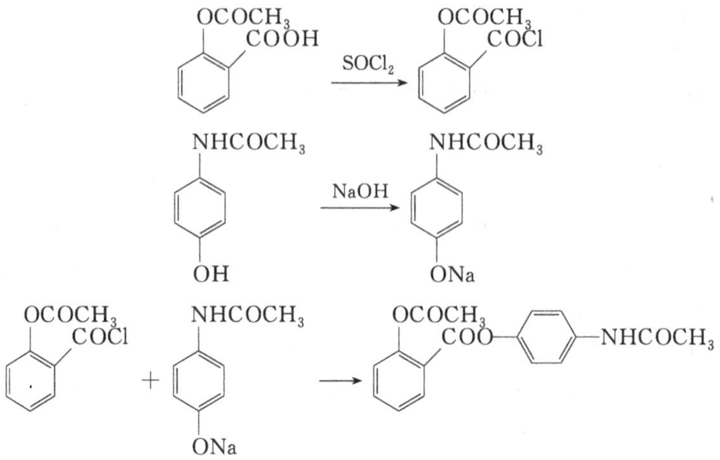

【实验准备】

仪器：磁力搅拌器、水浴锅、100 mL 圆底烧瓶、球形冷凝管、搅拌套管、玻璃漏斗、橡皮管、搅拌棒、烧杯、温度计、直形冷凝管、真空接收管、滴液漏斗、250 mL 三颈瓶、抽滤瓶、布氏漏斗、循环水真空泵、显微熔点测定仪。

试剂：阿司匹林、对乙酰氨基酚、无水吡啶、氯化亚砜、20％氢氧化钠溶液、丙酮、95％乙醇、活性炭。

【物理常数】

名称	结构式	分子量	密度 /(g/cm³)	熔点/℃	沸点/℃	溶解度
阿司匹林	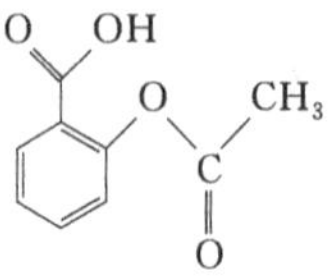	180.16	1.35	134～136	272.98	水：3.3 g/L(20 ℃) DMSO：100 mmol/L (20 ℃)
对乙酰基酚	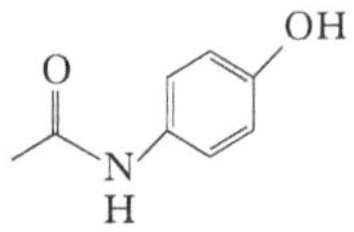	151.16	1.293	168～172	273.17	与一般有机溶剂混溶，易溶于水
氯化亚砜	SOCl₂	118.97	1.64	-105	78.8	溶于苯、氯仿和四氯化碳
乙酰水杨酰氯	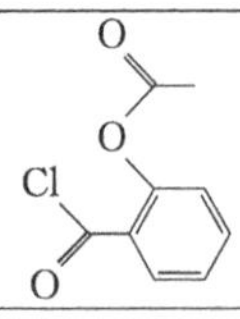	198.6	1.3219	45～49	107～110	溶于甲苯
贝诺酯	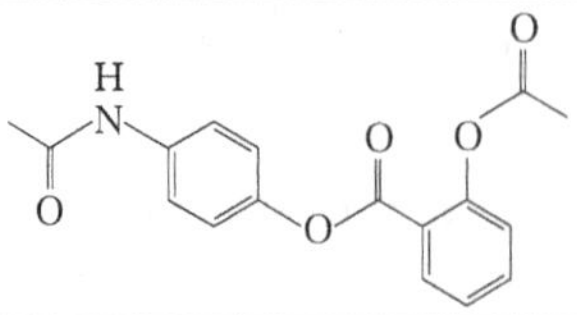	313.3	1.2016	177～181	453.11	易溶于热醇，不溶于水

【实验装置图】

实验装置见图 5-2。

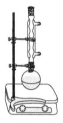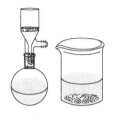

(a) 合成：回流　　　　(b) 分离提纯：抽滤、重结晶　　　(c) 纯度检验：熔点测定仪

图 5-2　实验装置

【实验内容】

1. 乙酰水杨酰氯的合成

在 100 mL 干燥的圆底烧瓶中依次加入阿司匹林 10.5 g、氯化亚砜 10.5 g、无水吡啶 2 滴，装上球形冷凝管和氯化氢气体吸收装置（在冷凝管上口处装一个搅拌套管，搅拌套管与玻璃漏斗用一定长度的橡皮管连接，将玻璃漏斗放入有适量 NaOH 溶液的烧杯中，玻璃漏斗需一半在水中，一半与大气相通），打开磁力搅拌器搅拌，缓慢升温至 75 ℃，反应物回流，继续保温 1 h，至无尾气放出后改成蒸馏装置（拆除回流反应装置，在圆底烧瓶上安装一个蒸馏头，蒸馏头上端装毛细管控制进气量，中间安装冷凝管，冷凝管下接真空接收管，再接上圆底烧瓶），减压蒸去多余的氯化亚砜，稍冷至 40 ℃以下，加入约为残留物一半量的丙酮，加盖防潮备用。

2. 贝诺酯的合成

另取一只 250 mL 三颈瓶，中间口安装搅拌装置，两端边口分别安装温度计和滴液漏斗。向反应瓶中加入对乙酰氨基酚 10 g、纯化水 60 mL，搅拌均匀，冰浴冷至 10 ℃以下。慢慢滴加 20％氢氧化钠溶液至反应液 pH 为 10～11。再缓慢滴加上步所得乙酰水杨酰氯（滴加时间约 0.5 h），温度始终维持在 10～15 ℃，pH 保持 10 以上，滴完后复测 pH，若 pH 低于 10，可再滴加氢氧化钠溶液调节。继续搅拌反应 2 h，抽滤，水洗至滤液中性，得贝诺酯粗品。

3. 粗品的重结晶

将粗品移至 100 mL 圆底烧瓶中，每 1g 粗品中加 6 mL 95％乙醇，加入沸石，装上球形冷凝管，水浴加热回流使全溶，稍冷 3 min，加入粗品量 1/20 的活性炭，继续回流 15 min，趁热抽滤。滤液缓慢冷至 10 ℃以下，析出结晶，抽滤，产品以 95％乙醇洗涤，抽滤，干燥，得贝诺酯精制品。计算收率。

4. 纯度检测

精制产物在红外箱烘干 30 min 后，毛细熔点管装样，用显微熔点测定仪测定熔点，与文献值相比，误差在±1 ℃的，可认为得到纯品（文献值：177～181 ℃）。

【操作要点及注意事项】

1. 酰氯化反应所用仪器必须干燥，否则氯化亚砜和乙酰水杨酰氯均易水解。

2. 催化剂（吡啶）用量不可过多，否则产品颜色变深。

3. 酰氯化反应时有 SO_2 和 HCl 生成，需要尾气吸收，吸尾气的漏斗不能完全进入 NaOH 溶液中，防止倒吸。且放出气体会刺激呼吸道，应注意实验室通风。

4. 对乙酰氨基酚碱化时要维持低温，防止苯环上的酰胺键水解。

5. 二氯亚砜有强刺激性气味，能灼伤皮肤，对黏膜有刺激。操作时须穿戴好防护用品，若溅到皮肤上，立即用大量清水冲洗。

6. 酯化时温度控制在 10 ℃为宜。

7. 拼合原理：将两种药物的结构或药效团拼合在一个分子内，使形成的药物或兼具两者的性质，强化药理作用，减小各自相应的毒副作用；或使两者取长补短，发挥各自的药理活性，协同地完成治疗作用。一般说来，通过拼合原理得到的多数药物都是前药。

【思考题】

1. 酰氯化反应与酯化反应在操作上应该注意哪些问题？

2. 本实验酯化反应为何要求 pH 10 以上？

3. 为什么先制备对乙酰氨基酚钠，再与乙酰水杨酰氯进行酯化，而非直接酯化？

【参考文献】

[1] 王莹. 贝诺酯的合成及表征 [J]. 实验科学与技术，2014，12（04）：32-34.

[2] 郑时龙，何菱，麦妙，等. 贝诺酯的相转移催化合成 [J]. 现代应用药学，1997（05）：29-30，68.

实验九　盐酸苯海索的制备

 临床案例

案例：患者，男，75 岁，因四肢僵直、运动迟缓入院检查，确诊为帕金森病。医生建议用安坦（盐酸苯海索）治疗。

问题：（1）实习生问，帕金森常用左旋多巴，而盐酸苯海索作为中枢抗胆碱药，如何发挥作用呢？（2）其用药原则是什么？

【目的要求】

1. 了解 Grignard 反应、Mannich 反应的机理及其在药物合成上的应用。

2. 掌握 Grignard 试剂的制备方法和无水操作的技术。

3. 巩固搅拌、重结晶等基本操作。

【实验原理】

盐酸苯海索又名安坦，化学名为 1-环己基-1-苯基-3-哌啶基丙醇盐酸盐。本品能阻断中枢神经系统和周围神经系统中的毒蕈碱型胆碱受体，临床上用于治疗震颤麻痹综合征，也用于治疗斜颈、颜面痉挛等。

盐酸苯海索大多以苯乙酮为原料与甲醛、哌啶盐酸进行 Mannich 反应，制得 β-哌啶基苯丙酮盐酸盐中间体，再与氯代环己烷和金属镁作用制得的 Grignard 试剂反应，得到盐酸苯海索。

反应方程式如下：

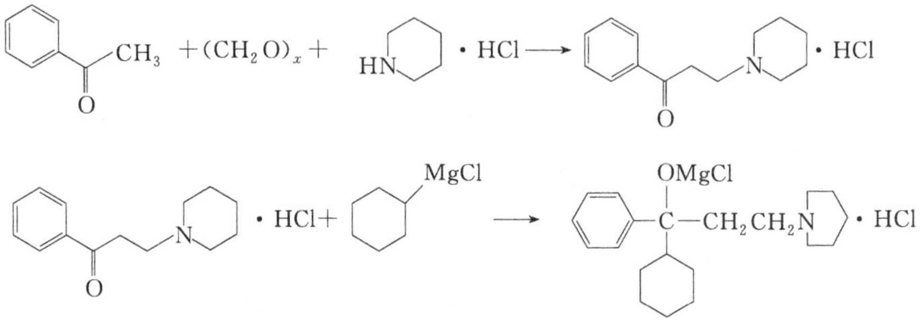

【实验准备】

仪器：磁力搅拌器、油浴锅、温度计、250 mL 三颈瓶、球形冷凝管、干燥管、50 mL 滴液漏斗、250 mL 锥形瓶、玻璃漏斗、抽滤装置、显微熔点测定仪。

试剂：苯乙酮、多聚甲醛、哌啶、浓盐酸、乙醇、镁屑、氯代环己烷、碘、绝对无水乙醚。

【物理常数】

名称	结构式	分子量	密度 /(g/cm³)	熔点/℃	沸点/℃	溶解度
苯乙酮	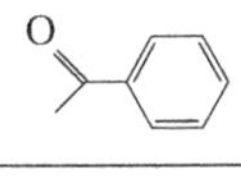	120.15	1.03	19~20	202	微溶于水、易溶于多种有机溶剂
多聚甲醛	$(CH_2O)_x$	90.08	0.88	175	107.25	易溶于热水，不溶于乙醇、乙醚。溶于苛性钠(钾)溶液
哌啶	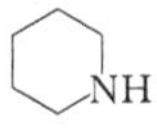	85.15	0.86	−7		溶于水、乙醇、乙醚
β-哌啶基苯丙酮	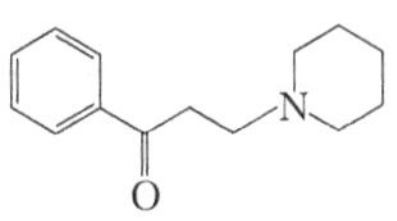	253.7677	1.029	192~193	135~136	

名称	结构式	分子量	密度 /(g/cm³)	熔点/℃	沸点/℃	溶解度
盐酸苯海索	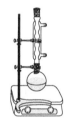	337.93		258.5		H₂O:670.9 µg/L (22.5 ℃)

【实验装置图】

实验装置见图 5-3。

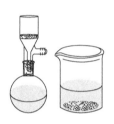

(a) 合成:回流   (b) 分离提纯:抽滤、重结晶   (c) 纯度检验:熔点测定仪

图 5-3　实验装置

【实验内容】

1. β-哌啶基苯丙酮盐酸盐的制备

（1）哌啶盐酸盐的制备

在 250 mL 三颈瓶上分别装置搅拌器、滴液漏斗及带有氯化氢气体吸收装置的回流冷凝器。投入 30 g（约 37.5 mL）哌啶、60 mL 乙醇。搅拌下滴入 30～40 mL 浓盐酸至反应液 pH 为 1，然后拆除搅拌器、滴液漏斗及回流冷凝器，改成蒸馏装置。水泵减压蒸去乙醇和水，当反应物成糊状时停止蒸馏，冷却至室温。抽滤，乙醇洗涤，干燥，得白色结晶。

（2）β-哌啶基苯丙酮盐酸盐的制备（Mannich 反应）

在装有搅拌器、温度计和回流冷凝器的 250 mL 三颈瓶中依次加入 18.1 g（0.15 mol）苯乙酮、36 mL 95％乙醇、19.2 g（0.15 mol）哌啶盐酸盐、7.6 g（0.25 mol）多聚甲醛和 0.5 mL 浓盐酸，搅拌加热至 80～85 ℃，继续回流搅拌 3～4 h。冷却，析出固体，抽滤，乙醇洗涤至中性，干燥后得白色鳞片状结晶，约 25 g（mp.190～194 ℃）。

2. 盐酸苯海索的制备

在装有搅拌器、回流冷凝器（上端装有无水氯化钙干燥管）、滴液漏斗的 250 mL 三颈瓶中，依次投入 4.1 g 镁屑、30 mL 绝对无水乙醚、少量碘及 40～60 滴氯代环己烷。启动搅拌，缓慢升温至微沸，当碘的颜色褪去并呈乳白色浑浊，表示反应已经开始，随后慢慢滴入余下的氯代环己烷（两次共 22.5 g）和 20 mL 绝对无水乙醚的混合溶液，滴加速度以控制正常回流为准（如果反应剧烈迅速用水冷却）。加完后继续回流，至镁屑消失。冷却，搅拌下分次加入 20 g β-哌啶基苯丙酮盐酸盐，约 15 min 加完，再搅拌回流 2 h。将反应液冷却到 15 ℃以下，在搅拌下慢慢将反应物加到由 22 mL 浓盐酸和 66 mL 水配成的稀盐酸溶液中，搅拌片刻，继续冷却到 5 ℃以下，抽滤，用水洗涤至 pH 5，抽滤，得盐酸苯海索粗品。

3. 重结晶

用盐酸苯海索粗品 1～1.5 倍量的乙醇加热溶解，活性炭脱色，趁热过滤，滤液冷却至 10 ℃以下，抽滤。再用 2 倍量乙醇重结晶，冷却到 5 ℃以下，抽滤，依次用少量乙醇、蒸馏水、乙醇、乙醚洗涤，干燥，得盐酸苯海索纯品，约 7 g（mp. 255 ℃）。

4. 纯度检测

精制产物在红外烘箱干燥 30 min 后，毛细熔点管装样，用显微熔点测定仪测定熔点（文献值：255 ℃）。

【操作要点及注意事项】

1. 以蒸馏至稀糊状为宜，太稀产物有所损失，而太稠冷却后易结成硬块，抽滤时难以转移。

2. 反应中有氯化氢气体逸出，需在球形冷凝器顶端连接气体吸收装置，漏斗略微倾斜，一半在水中，一半露在水面，这样既能防止气体逸出，又可防止水倒吸至反应瓶中。

3. 反应过程中多聚甲醛逐渐溶解。反应结束时，反应液中不应有多聚甲醛颗粒存在，否则需延长反应时间，使多聚甲醛颗粒消失。

4. Grignard 试剂反应中仪器及试剂必须充分干燥，仪器在烘箱中干燥后，取出稍冷，立即放入干燥器中冷却；或将仪器取出后，在开口处用塞子塞紧，以防止冷却过程中玻璃壁吸附空气中的水分。

5. 镁条外面若有灰黑色氧化镁覆盖，应先用砂纸擦至表面呈白色金属光泽为止，再剪成小碎屑使用。

6. 氯代环己烷可以由环己醇和浓盐酸制得。

7. Grignard 试剂与酮的加成产物遇水即分解，放出大量的热且有氢氧化镁沉淀，故应冷却且慢慢加到稀酸中，这样可减少乙醚逃逸，同时使氢氧化镁在酸性溶液中转变成可溶性氯化镁，易于产物纯化。

8. 曼尼希反应（Mannich 反应，简称曼氏反应），也称作胺甲基化反应，是含有活泼氢的化合物（通常为羰基化合物）与甲醛和二级胺或氨缩合，生成 β-氨基（羰基）化合物的有机化学反应。一般醛亚胺与 α-亚甲基羰基化合物的反应也被称为曼尼希反应。反应的产物 β-氨基（羰基）化合物称为"曼尼希碱"（Mannich 碱），简称曼氏碱。

反应机理如下：

$$R'-\underset{\substack{\|\\O}}{C}-CH_2R + HCHO + HN(CH_3)_2 \xrightarrow{H^+} R'-\underset{\substack{\|\\O}}{C}-\underset{\substack{|\\R}}{CH}-CH_2N(CH_3)_2$$

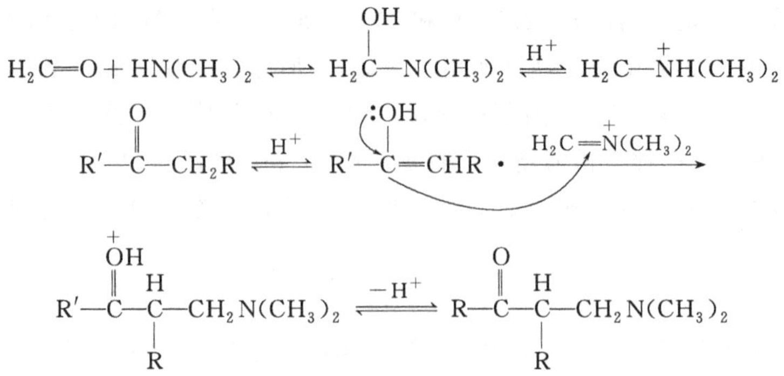

$$H_2C{=}O + HN(CH_3)_2 \rightleftharpoons \underset{\underset{OH}{|}}{H_2C}{-}N(CH_3)_2 \overset{H^+}{\rightleftharpoons} H_2C{-}\overset{+}{N}H(CH_3)_2$$

$$\underset{\underset{O}{\|}}{R'{-}C}{-}CH_2R \overset{H^+}{\rightleftharpoons} \underset{\underset{:OH}{|}}{R'{-}C}{=}CHR \cdot \xrightarrow{\;H_2C{=}\overset{+}{N}(CH_3)_2\;}$$

$$\underset{\underset{OH}{\overset{+}{\|}}}{R'{-}C}{-}\underset{\underset{R}{|}}{\overset{H}{C}}{-}CH_2N(CH_3)_2 \overset{-H^+}{\rightleftharpoons} \underset{\underset{O}{\|}}{R{-}C}{-}\underset{\underset{R}{|}}{\overset{H}{C}}{-}CH_2N(CH_3)_2$$

【思考题】

1. 制备 Grignard 试剂时，加入少量碘的作用是什么？

2. 本实验的 Mannich 反应中为什么要用哌啶盐酸盐？用游离碱是否可以？

【参考文献】

［1］朱占元，黄东. 盐酸苯海索的合成工艺改进［J］. 中国医药科学，2016，6（09）：53-55.

［2］陈峙，丁现帅. 一种曼尼希反应机理研究和应用［J］. 广东化工，2019，46（15）：119-120.

附录

附录一：常用有机溶剂的物理常数

溶剂	mp. /℃	bp. /℃	D_4^{20}	n_D^{20}	ε	R_D	μ
acetic acid（乙酸）	17	118	1.049	1.3716	6.15	12.9	1.68
acetone（丙酮）	−95	56	0.788	1.3587	20.7	16.2	2.85
acetonitrile（乙腈）	−44	82	0.782	1.3441	37.5	11.1	3.45
anisole（苯甲醚）	−3	154	0.994	1.5170	4.33	33	1.38
benzene（苯）	5	80	0.879	1.5011	2.27	26.2	0.00
bromobenzene（溴苯）	−31	156	1.495	1.5580	5.17	33.7	1.55
carbon disulfide（二硫化碳）	−112	46	1.274	1.6295	2.6	21.3	0.00
carbon tetrachloride（四氯化碳）	−23	77	1.594	1.4601	2.24	25.8	0.00
chlorobenzene（氯苯）	−46	132	1.106	1.5248	5.62	31.2	1.54
chloroform（氯仿）	−64	61	1.489	1.4458	4.81	21	1.15
cyclohexane（环己烷）	6	81	0.778	1.4262	2.02	27.7	0.00
dibutyl ether（丁醚）	−98	142	0.769	1.3992	3.1	40.8	1.18
o-dichlorobenzene（邻二氯苯）	−17	181	1.306	1.5514	9.93	35.9	2.27
1,2-dichloroethane（1,2-二氯乙烷）	−36	84	1.253	1.4448	10.36	21	1.86
dichloromethane（二氯乙烷）	−95	40	1.326	1.4241	8.93	16	1.55
diethylamine（二乙胺）	−50	56	0.707	1.3864	3.6	24.3	0.92
diethyl ether（乙醚）	−117	35	0.713	1.3524	4.33	22.1	1.30
1,2-dimethoxyethane（1,2-二甲氧基乙烷）	−68	85	0.863	1.3796	7.2	24.1	1.71
N,N-dimethylacetamide（N,N-二甲基乙酰胺）	−20	166	0.937	1.4384	37.8	24.2	3.72

续表

溶剂	mp. /℃	bp. /℃	D_4^{20}	n_D^{20}	ε	R_D	μ
N,N-dimethylformamide（N,N-二甲基甲酰胺）	−60	152	0.945	1.4305	36.7	19.9	3.86
dimethyl sulfoxide（二甲基亚砜）	19	189	1.096	1.4783	46.7	20.1	3.90
1,4-dioxane（1,4-二氧六环）	12	101	1.034	1.4224	2.25	21.6	0.45
ethanol（乙醇）	−114	78	0.789	1.3614	24.5	12.8	1.69
ethyl acetate（乙酸乙酯）	−84	77	0.901	1.3724	6.02	22.3	1.88
ethyl benzoate（苯甲酸乙酯）	−35	213	1.050	1.5052	6.02	42.5	2.00
formamide（甲酰胺）	3	211	1.133	1.4475	111.0	10.6	3.37
hexamethylphosphoramide（六甲基磷酰三胺）	7	235	1.027	1.4588	30.0	47.7	5.54
isopropyl alcohol（异丙醇）	−90	82	0.786	1.3772	17.9	17.5	1.66
isopropyl ether（异丙醚）	−60	68		1.36			
methanol（甲醇）	−98	65	0.791	1.3284	32.7	8.2	1.70
2-methyl-2-propanol（2-甲基-2-丙醇）	26	82	0.786	1.3877	10.9	22.2	1.66
nitrobenzene（硝基苯）	6	211	1.204	1.5562	34.82	32.7	4.02
nitromethane（硝基甲烷）	−28	101	1.137	1.3817	35.87	12.5	3.54
pyridine（吡啶）	−42	115	0.983	1.5102	12.4	24.1	2.37
tert-butyl alcohol（叔丁醇）	25.5	82.5		1.3878			
tetrahydrofuran（四氢呋喃）	−109	66	0.888	1.4072	7.58	19.9	1.75
toluene（甲苯）	−95	111	0.867	1.4969	2.38	31.1	0.43
trichloroethylene（三氯乙烯）	−86	87	1.465	1.4767	3.4	25.5	0.81
triethylamine（三乙胺）	−115	90	0.726	1.4010	2.42	33.1	0.87
trifluoroacetic acid（三氟乙酸）	−15	72	1.489	1.2850	8.55	13.7	2.26
2,2,2-trifluoroethanol（2,2,2-三氟乙醇）	−44	77	1.384	1.2910	8.55	12.4	2.52
Water（水）	0	100	0.998	1.3330	80.1	3.7	1.82
o-xylene（邻二甲苯）	−25	144	0.880	1.5054	2.57	35.8	0.62

注：mp.—熔点；bp.—沸点；D_4^{20}—密度；n_D^{20}—折射率；ε—介电常数；R_D—摩尔折射率；μ—偶极矩。

附录二：常用试剂的化学品安全数据说明书（MSDS）

一、乙醇

（一）乙醇的理化常数

国标编号	32061	CAS	64-17-5
中文名称	乙醇		
英文名称	ethyl alcohol；ethanol		
别 名	酒精		
分子式	C_2H_6O；CH_3CH_2OH	分子量	46.07
熔 点	−114.1 ℃ 沸点：78.3 ℃		
相对密度	0.79		
蒸气压	12 ℃		

（二）健康危害

侵入途径：吸入、食入、经皮吸收。

健康危害：本品为中枢神经系统抑制剂。首先引起兴奋，随后抑制。

急性中毒：急性中毒多发生于口服。一般可分为兴奋、催眠、麻醉、窒息四阶段。患者进入第三或第四阶段，出现意识丧失、瞳孔扩大、呼吸不规律、休克、心力衰竭及呼吸停止。

慢性影响：在生产中长期接触高浓度本品可引起鼻、眼、黏膜刺激症状，以及头痛、头晕、疲乏、易激动、震颤、恶心等。长期酗酒可引起多发性神经病、慢性胃炎、脂肪肝、肝硬化、心肌损害及器质性精神病等。皮肤长期接触可引起干燥、脱屑、皲裂和皮炎。

（三）防护措施

呼吸系统防护：一般不需要特殊防护，高浓度接触时可佩戴过滤式防毒面罩（半面罩）。

眼睛防护：一般不需特殊防护。

身体防护：穿防静电工作服。

手防护：戴一般作业防护手套。

其他：工作现场严禁吸烟。

（四）急救措施

皮肤接触：脱去被污染的衣着，用流动清水冲洗。

眼睛接触：提起眼睑，用流动清水或生理盐水冲洗，就医。

吸入：迅速脱离现场至空气新鲜处，就医。

食入：饮足量温水，催吐，就医。

灭火方法：尽可能将容器从火场移至空旷处。喷水保持火场容器冷却，直至灭火结束。灭火剂：抗溶性泡沫、干粉、二氧化碳、砂土。

二、丙酮

（一）丙酮的理化常数

国标编号	31025	CAS	67-64-1
中文名称	丙酮		
英文名称	acetone		
别　名	二甲(基)酮；阿西通		
分子式	C_3H_6O；CH_3COCH_3	分子量	58.08
熔　点	−94.6 ℃		
相对密度	0.80		
蒸气压	−20 ℃		

（二）健康危害

侵入途径：吸入、食入、经皮吸收。

健康危害：急性中毒主要表现为对中枢神经系统的麻醉作用，出现乏力、恶心、头痛、头晕、易激动。重者发生呕吐、气急、痉挛，甚至昏迷。对眼、鼻、喉有刺激性。口服后，口唇、咽喉有烧灼感，然后出现口干、呕吐、昏迷、酸中毒和酮症。

慢性影响：长期接触该品出现眩晕、灼烧感、咽炎、支气管炎、乏力、易激动等。皮肤长期接触可致皮炎。

泄漏应急处理：迅速撤离泄漏污染区人员至安全区，并进行隔离，严格限制出入。切断火源。建议应急处理人员戴自给正压式呼吸器，穿消防防护服。尽可能切断泄漏源。防止进入下水道、排洪沟等限制性空间。小量泄漏：用砂土或其他不燃材料吸附或吸收。也可以用大量水冲洗，洗水稀释后放入废水系统。大量泄漏：构筑围堤或挖坑收容；用泡沫覆盖，降低蒸气灾害。用防爆泵转移至槽车或专用收集器内，回收或运至废物处理场所处置。

废弃物处置方法：建议用焚烧法处置。

（三）防护措施

呼吸系统防护：空气中浓度超标时，佩戴过滤式防毒面具（半面罩）。

眼睛防护：一般不需要特殊防护，高浓度接触时可戴化学安全防护眼镜。

身体防护：穿防静电工作服。

手防护：戴橡胶手套。

其他：工作现场严禁吸烟。注意个人清洁卫生。避免长期反复接触。

（四）急救措施

皮肤接触：脱去被污染的衣着，用肥皂水和清水彻底冲洗皮肤。

眼睛接触：提起眼睑，用流动清水或生理盐水冲洗，就医。

吸入：迅速脱离现场至空气新鲜处。保持呼吸道通畅。如呼吸困难，给输氧；如呼吸停止，立即进行人工呼吸，就医。

食入：饮足量温水，催吐，就医。

灭火方法：尽可能将容器从火场移至空旷处。喷水保持火场容器冷却，直至灭火结束。处在火场中的容器若已变色或从安全泄压装置中产生声音，必须马上撤离。灭火剂：泡沫、干粉、二氧化碳、砂土；用水灭火无效。

三、乙酸乙酯

（一）乙酸乙酯的理化常数

国标编号	32127	CAS	141-78-6
中文名称	乙酸乙酯		
英文名称	ethyl acetate；acetic ester		
别　名	醋酸乙酯		
分子式	$C_4H_8O_2$；$CH_3COOCH_2CH_3$	分子量	88.10
熔　点	−83.6 ℃ 沸点：77.2 ℃		
相对密度	（水=1）0.90		
蒸气压	−4 ℃		

（二）健康危害

侵入途径：吸入、食入、经皮吸收。

健康危害：对眼、鼻、咽喉有刺激作用。高浓度吸入可引起进行性麻醉作用，急性肺水肿，肝、肾损害。持续大量吸入，可致呼吸麻痹。误服者可产生恶心、呕吐、腹痛、腹泻等。有致敏作用，因血管神经障碍而致牙龈出血；可致湿疹样皮炎。

慢性影响：长期接触本品有时可致角膜浑浊、继发性贫血、白细胞增多等。

泄漏应急处理：迅速撤离泄漏污染区人员至安全区，并进行隔离，严格限制出入。切断火源。建议应急处理人员戴自给正压式呼吸器，穿消防防护服。尽可能切断泄漏源，防止进入下水道、排洪沟等限制性空间。小量泄漏：用活性炭或其他惰性材料吸收。也可以用大量水冲洗，洗液稀释后放入废水系统。大量泄漏：构筑围堤或挖坑收容；用泡沫覆盖，降低蒸气灾害。用防爆泵转移至槽车或专用收集器内，回收或运至废物处理场所处置。

（三）防护措施

呼吸系统防护：可能接触其蒸气时，应该佩戴自吸过滤式防毒面具（半面罩）。紧急事态抢救或撤离时，建议佩戴空气呼吸器。

眼睛防护：戴化学安全防护眼镜。

身体防护：穿防静电工作服。

手防护：戴橡胶手套。

其他：工作现场严禁吸烟。工作毕，淋浴更衣。注意个人清洁卫生。

（四）急救措施

皮肤接触：脱去被污染的衣着，用肥皂水和清水彻底冲洗皮肤，就医。

眼睛接触：提起眼睑，用流动清水或生理盐水冲洗，就医。

吸入：迅速脱离现场至空气新鲜处。保持呼吸道通畅。如呼吸困难，给输氧。如呼吸停止，立即进行人工呼吸，就医。

食入：饮足量温水，催吐，就医。

灭火方法：用抗溶性泡沫、二氧化碳、干粉、砂土等灭火剂灭火。用水灭火无效，但可用水保持火场中容器冷却。

四、环戊烷

（一）环戊烷的理化常数

国标编号	31003	CAS	287-92-3
中文名称	环戊烷		
英文名称	cyclopentane；pentamethylene		
别 名	五亚甲基		
分子式	C_5H_{10}；$(CH_2)_5$	分子量	70.08
熔 点	−93.7 ℃ 沸点：49.3 ℃		
相对密度	（水＝1）0.75		
蒸气压	−25 ℃		

（二）健康危害

侵入途径：吸入、食入、经皮吸收。

健康危害：吸入后可引起头痛、头晕、定向力障碍、兴奋、倦睡、共济失调和麻醉作用。呼吸系统和心脏可受到影响。对眼有轻度刺激作用。口服致中枢神经系统抑制、黏膜出血和腹泻。

泄漏应急处理：迅速撤离泄漏污染区人员至安全区，并进行隔离，严格限制出入。切断火源。建议应急处理人员戴自给正压式呼吸器，穿消防防护服。尽可能切断泄漏源，防止进入下水道、排洪沟等限制性空间。小量泄漏：用活性炭或其他惰性材料吸收。也可以用不燃性分散剂制成的乳液刷洗，洗液稀释后放入废水系统。大量泄漏：构筑围堤或挖坑收容；用泡沫覆盖，降低蒸气灾害。用防爆泵转移至槽车或专用收集器内，回收或运至废物处理场所处置。

（三）防护措施

呼吸系统防护：空气中浓度超标时，佩戴自吸过滤式防毒面具（半面罩）。

眼睛防护：一般不需要特殊防护，高浓度接触时可戴化学安全防护眼镜。

身体防护：穿防静电工作服。

手防护：戴防苯耐油手套。

其他：工作现场严禁吸烟，避免长期反复接触。

（四）急救措施

皮肤接触：脱去被污染的衣着，用肥皂水和清水彻底冲洗皮肤。

眼睛接触：提起眼睑，用流动清水或生理盐水冲洗，就医。

吸入：迅速脱离现场至空气新鲜处。保持呼吸道通畅。如呼吸困难，给输氧。如呼吸停止，立即进行人工呼吸，就医。

食入：饮足量温水，催吐，就医。

灭火方法：可以喷水冷却容器，可能的话将容器从火场移至空旷处，处在火场中的容器若已变色或从安全泄压装置中产生声音，必须马上撤离。灭火剂：泡沫、干粉、二氧化碳、砂土。用水灭火无效。

五、吗啉

（一）吗啉的理化常数

国标编号	33617		CAS	110-91-8
中文名称	吗啉			
英文名称	morpholine；diethylene oximide			
别　名	1,4-氧氮杂环己烷；四氢-1,4-噁嗪；1,4-氧氮六环			
分子式	C_4H_9NO；$NHCH_2CH_2OCH_2CH_2$		分子量	87.12
熔　点	−4.6 ℃ 沸点：128.4 ℃			
相对密度	（水＝1）1.00			
蒸气压	35 ℃			

（二）健康危害

侵入途径：吸入、食入、经皮吸收。

健康危害：吸入本品蒸气或雾强烈刺激呼吸道黏膜，可引起支气管炎、肺炎、肺水肿。高浓度吸入可致死。蒸气、雾或液体对眼有强烈刺激性，严重者可导致失明。皮肤接触可发生灼伤。吞咽本品液体可灼伤消化道，大量吞咽可致死。

泄漏应急处理：迅速撤离泄漏污染区人员至安全区，并进行隔离，严格限制出入。切断火源。建议应急处理人员戴自给正压式呼吸器，穿消防防护服。不要直接接触泄漏物。尽可能切断泄漏源。防止进入下水道、排洪沟等限制性空间。小量泄漏：用砂土或其他不燃材料吸附或吸收，也可以用大量水冲洗，洗液稀释后放入废水系统。大量泄漏：构筑围堤或挖坑收容；用泡沫覆盖，降低蒸气灾害。喷雾状水冷却和稀释蒸气、保护现场人员、把泄漏物稀释成不燃物。用防爆泵转移至槽车或专用收集器内，回收或运至废物处理场所处置。

废弃物处置方法：用控制焚烧法。焚烧炉排气中的氮氧化物通过洗涤器或高温装置除去。

（三）防护措施

呼吸系统防护：空气中浓度超标时，应该佩戴自吸过滤式防毒面具（半面罩）。紧急事态抢救或撤离时，建议佩戴自给式呼吸器。

眼睛防护：呼吸系统防护中已作防护。

身体防护：穿防毒物渗透工作服。

手防护：戴橡胶手套。

其他：工作现场严禁吸烟。工作毕，淋浴更衣。注意个人清洁卫生。

（四）急救措施

皮肤接触：脱去被污染的衣着，用大量流动清水冲洗皮肤，至少 15 min，就医。

眼睛接触：提起眼睑，用大量流动清水或生理盐水彻底冲洗至少 15 min，就医。

吸入：迅速脱离现场至空气新鲜处，保持呼吸道通畅。如呼吸困难，给输氧。如呼吸停止，立即进行人工呼吸，就医。

食入：误服者用水漱口，给饮牛奶或蛋清，就医。

灭火方法：用抗溶性泡沫、干粉、二氧化碳、砂土灭火。尽可能将容器从火场移至空旷处。喷水保持火场容器冷却，直至灭火结束。

六、 *N*, *N*-二甲基甲酰胺

（一） *N*, *N*-二甲基甲酰胺的理化常数

国标编号	33627	CAS	68-12-2
中文名称	*N*, *N*-二甲基甲酰胺		
英文名称	*N*, *N*-dimethylformamide；DMF		
别 名	甲酰二甲胺		
分子式	C_3H_7NO；$(CH_3)_2NCH(O)$	分子量	73.10
熔 点	-61 ℃ 沸点：152.8 ℃		
相对密度	（水＝1）0.94		
蒸气压	58 ℃		

（二）健康危害

侵入途径：吸入、食入、经皮吸收。

健康危害：①急性中毒，主要有眼和上呼吸道刺激症状、头痛、焦虑、恶心、呕吐、

腹痛、便秘等。肝损害一般在中毒数日后出现，肝脏肿大，肝区痛，可出现黄疸。经皮肤吸收中毒者，皮肤出现水泡、水肿、黏糙，局部麻木、瘙痒、灼痛。②慢性影响，有皮肤、黏膜刺激，神经衰弱综合征，血压偏低。尚有恶心、呕吐、胸闷、食欲不振、胃痛、便秘及肝功能变化。

泄漏应急处理：迅速撤离泄漏污染区人员至安全区，并进行隔离，严格限制出入。切断火源。建议应急处理人员戴自给正压式呼吸器，穿消防防护服。尽可能切断泄漏源。防止进入下水道、排洪沟等限制性空间。小量泄漏：用砂土或其他不燃材料吸附或吸收。也可以用大量水冲洗，洗液稀释后放入废水系统。大量泄漏：构筑围堤或挖坑收容；用泡沫覆盖，降低蒸气灾害。用防爆泵转移至槽车或专用收集器内，回收或运至废物处理场所处置。

废弃物处置方法：焚烧法。废料溶于易燃溶剂后，再焚烧。焚烧炉排出的气体要通过碱洗涤器除去有害成分，从纤维沉降槽和聚氯乙烯反应器的洁净溶剂中回收 N，N-二甲基甲酰胺。

（三）防护措施

呼吸系统防护：空气中浓度超标时，佩戴过滤式防毒面具（半面罩）。
眼睛防护：戴化学安全防护眼镜。
身体防护：穿化学防护服。
手防护：戴橡胶手套。
其他：工作现场严禁吸烟。工作毕，淋浴更衣。

（四）急救措施

皮肤接触：脱去被污染的衣着，用大量流动清水冲洗，至少 15 min，就医。
眼睛接触：立即提起眼睑，用大量流动清水或生理盐水彻底冲洗至少 15 min，就医。
吸入：迅速脱离现场至空气新鲜处，保持呼吸道通畅。如呼吸困难，给输氧；如呼吸停止，立即进行人工呼吸，就医。
食入：饮足量温水，催吐，就医。
灭火方法：用雾状水、抗溶性泡沫、干粉、二氧化碳、砂土灭火。尽可能将容器从火场移至空旷处。喷水保持火场容器冷却，直至灭火结束。

七、四氢呋喃

（一）四氢呋喃的理化常数

国标编号	31042	CAS	109-99-9
中文名称	四氢呋喃		
英文名称	tetrahydrofuran		
别名	氧杂环戊烷		

国标编号	31042	CAS	109-99-9
分子式	C_4H_8O；$CH_2CH_2OCH_2CH_2$	分子量	72.11
熔 点	$-108.5\ ℃$ 沸点：$65.4\ ℃$		
相对密度	（水＝1）0.89		
蒸气压	$-20\ ℃$		

（二）健康危害

侵入途径：吸入、食入、经皮吸收。

健康危害：本品具有刺激和麻醉作用。吸入后引起上呼吸道刺激、恶心、头晕、头痛和中枢神经系统抑制。能引起肝、肾损害。液体或高浓度蒸气对眼有刺激性。

泄漏应急处理： 迅速撤离泄漏污染区人员至安全区，并进行隔离，严格限制出入。切断火源。建议应急处理人员戴自给正压式呼吸器，穿消防防护服。尽可能切断泄漏源。防止进入下水道、排洪沟等限制性空间。小量泄漏：用砂土或其他不燃材料吸附或吸收。也可以用大量水冲洗，洗液稀释后放入废水系统。大量泄漏：构筑围堤或挖坑收容；用泡沫覆盖，降低蒸气灾害。喷雾状水冷却和稀释蒸气、保护现场人员、把泄漏物稀释成不燃物。用防爆泵转移至槽车或专用收集器内，回收或运至废物处理场所处置。

废弃物处置方法：建议把废料浓缩，再在一定的安全距离之外敞口燃烧。

（三）防护措施

呼吸系统防护：可能接触其蒸气时，应该佩戴过滤式防毒面具（半面罩）。必要时，建议佩戴自给式呼吸器。

眼睛防护：一般不需要特殊防护，高浓度接触时可戴安全防护眼镜。

身体防护：穿防静电工作服。

手防护：戴防苯耐油手套。

其他：工作现场严禁吸烟。工作毕，淋浴更衣。注意个人清洁卫生。

（四）急救措施

皮肤接触：脱去被污染的衣着，用肥皂水和清水彻底冲洗皮肤。

眼睛接触：提起眼睑，用流动清水或生理盐水冲洗，就医。

吸入：迅速脱离现场至空气新鲜处，保持呼吸道通畅。如呼吸困难，给输氧；如呼吸停止，立即进行人工呼吸，就医。

食入：饮足量温水，催吐，就医。

灭火方法：喷水冷却容器，可能的话将容器从火场移至空旷处。处在火场中的容器若已变色或从安全泄压装置中产生声音，必须马上撤离。灭火剂：泡沫、干粉、二氧化碳、砂土。用水灭火无效。

八、重铬酸钾

（一）重铬酸钾的理化常数

国标编号	51520	CAS	7778-50-9
中文名称	重铬酸钾		
英文名称	potassium dichromate		
别 名	红矾钾		
分子式	$K_2Cr_2O_7$	分子量	294.21
熔 点	398 ℃		
相对密度	（水＝1）2.68		
蒸气压			

（二）健康危害

侵入途径：吸入、食入、经皮吸收。

健康危害：①急性中毒，吸入后可引起急性呼吸道刺激症状、鼻出血、声音嘶哑、鼻黏膜萎缩，有时出现哮喘和紫绀，重者可发生化学性肺炎。口服可刺激和腐蚀消化道，引起恶心、呕吐、腹痛、血便等；重者出现呼吸困难、紫绀、休克、肝损害及急性肾功能衰竭等。②慢性影响，有接触性皮炎、铬溃疡、鼻炎、鼻中隔穿孔及呼吸道炎症等。

泄漏应急处理：隔离泄漏污染区，限制出入。建议应急处理人员戴自给正压式呼吸器，穿防毒服。勿使泄漏物与有机物、还原剂、易燃物或金属粉末接触。小量泄漏：用洁净的铲子收集于干燥、洁净、有盖的容器中。也可以用大量水冲洗，洗液稀释后放入废水系统。大量泄漏：收集回收或运至废物处理场所处置。

（三）防护措施

呼吸系统防护：可能接触其粉尘时，应该佩戴头罩型电动送风过滤式防尘呼吸器。必要时，佩戴自给式呼吸器。

眼睛防护：呼吸系统防护中已作防护。

身体防护：穿聚乙烯防毒服。

手防护：戴橡胶手套。

其他：工作毕，淋浴更衣。保持良好的卫生习惯。

（四）急救措施

皮肤接触：脱去被污染的衣着，用肥皂水和清水彻底冲洗皮肤。

眼睛接触：提起眼睑，用流动清水或生理盐水冲洗，就医。

吸入：迅速脱离现场至空气新鲜处，保持呼吸道通畅。如呼吸困难，给输氧；如呼吸停止，立即进行人工呼吸，就医。

食入：误服者用水漱口，给饮牛奶或蛋清。用清水或1％硫代硫酸钠溶液洗胃。就医。

灭火方法：用雾状水、砂土灭火。

九、硝酸银

（一）硝酸银的理化常数

国标编号	51063	CAS	7761-88-8
中文名称	硝酸银		
英文名称	silver nitrate		
分子式	$AgNO_3$	分子量：	169.87
熔 点	212 ℃		
相对密度	（水＝1)4.35		

（二）健康危害

侵入途径：吸入、食入。

健康危害：误服硝酸银可引起剧烈腹痛、呕吐、血便，甚至发生胃肠道穿孔。硝酸银可造成皮肤和眼灼伤。长期接触本品的工人会出现全身性银质沉着症。表现包括：全身皮肤广泛的色素沉着，呈灰蓝黑色或浅石板色；眼部银质沉着造成眼损害；呼吸道银质沉着造成慢性支气管炎等。

泄漏应急处理：隔离泄漏污染区，限制出入。建议应急处理人员戴自给正压式呼吸器，穿防毒服。不要直接接触泄漏物。勿使泄漏物与有机物、还原剂、易燃物或金属粉末接触。小量泄漏：用洁净的铲子收集于干燥、洁净、有盖的容器中。也可以用大量水冲洗，洗液稀释后放入废水系统。大量泄漏：收集回收或运至废物处理场所处置。

（三）防护措施

呼吸系统防护：可能接触其粉尘时，建议佩戴头罩型电动送风过滤式防尘呼吸器。

眼睛防护：呼吸系统防护中已作防护。

身体防护：穿胶布防毒衣。

手防护：戴氯丁橡胶手套。

其他：工作现场禁止吸烟、进食和饮水。工作毕，淋浴更衣。保持良好的卫生习惯。

（四）急救措施

皮肤接触：脱去被污染的衣着，用肥皂水和清水彻底冲洗皮肤。

眼睛接触：提起眼睑，用流动清水或生理盐水冲洗，就医。

吸入：迅速脱离现场至空气新鲜处，保持呼吸道通畅。如呼吸困难，给输氧；如呼吸停止，立即进行人工呼吸，就医。

食入：误服者用水漱口，给饮牛奶或蛋清，就医。

灭火方法：用水、雾状水、砂土灭火。

附录三：实验思考题答案

实验一　阿司匹林（乙酰水杨酸）的合成

1. 答：作催化剂；不可以；由于分子内氢键的作用，水杨酸与乙酸酐直接反应需要在 150～160 ℃才能生成乙酰水杨酸，加入浓硫酸破坏氢键的存在，活化酸酐使反应在较低的温度下（75 ℃）就可以进行，从而大大减少副产物的生成。

2. 答：多次酯化。

3. 答：副反应类型：水解反应、非目标酯化反应。

副产物：水杨酸、水杨酰水杨酸酯、乙酰水杨酰水杨酸酯。

4. 答：方法：紫外-可见分光光度法

原理：根据水杨酸的吸收光谱研究它的含量。

实验二　苯妥英锌（Phenytoin-Zn）的合成

1. 答：反应历程：第一步是氢氧根进攻其中的一个羰基碳原子（快步骤），然后芳基带电子迁移并对邻位羰基原子进行亲核加成（慢反应），接着分子内酸碱中和即完成整个反应。

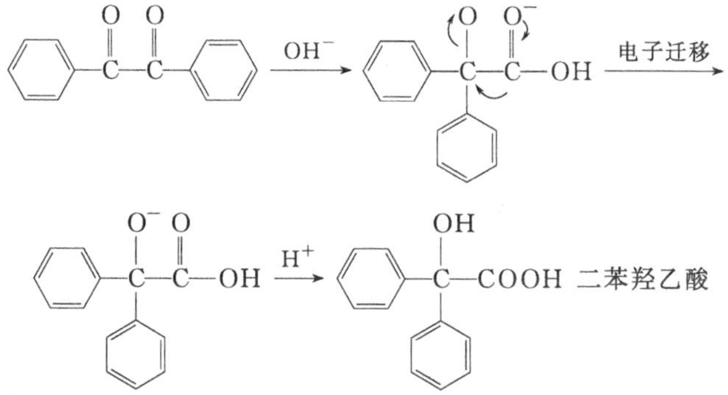

2. 答：制备苯妥英钠时，用了过量的 NaOH，若不除掉 NaOH，将生成 $Zn(OH)_2$。所以必须用 HCl 将它除掉，再用温和的氨水和 $ZnSO_4$ 反应制备苯妥英锌。

3. 答：醋酸是为了防止氯化铁水解，同时增强三价铁的氧化性。若提前加入醋酸，其会和三氯化铁反应从而使其丧失氧化性，所以必须在三氯化铁和安息香充分反应后再加醋酸。

4. 答：加水的目的是降低体系的饱和度，使析出的晶体较大。

5. 答：据近期报道，大鼠长期服用苯妥英钠，脑重量减轻，肝内锌浓度降低，指出该药物可能引起锌缺乏。苯妥英钠是疗效显著的抗癫痫药物，但其水溶液 pH 值太高，口服和肌注均产生刺激性。由于味很苦，吸湿性较强，给生产、贮存和应用带来困难。因此，我们制备苯妥英的锌盐，以改善苯妥英钠的上述缺点。

6. 答：三氯化铁不是作为催化剂，而是作氧化剂把安息香中的醇羟基氧化为酮羰基，自身还原成氧化亚铁。

实验三　依达拉奉的合成

1. 答：苯肼为还原性物质，接触空气或氧化物后易氧化分解为酚类、醌类及苯胺等物质。

2. 答：苯肼上的伯胺与乙酰乙酸乙酯的酮羰基发生席夫碱反应，然后分子内发生酯胺解反应。

3. 答：原因：乙醇挥发较快，需控制温度。目的：以免蒸干。

4. 答：可能发生聚合反应，生成二聚物 4,4′-双（3-甲基-1-苯基-2-吡唑啉-5-酮），该二聚物可继续与依达拉奉反应，生成三聚物 3-甲基-1-苯基-4,4-双（3-甲基-1-苯基-5-羟基吡唑-4-基）-2-吡唑啉-5-酮。

5. 答：重结晶溶剂选择的依据是产物纯化质量和回收率。一个理想的重结晶溶剂应该在沸点附近对待结晶物质溶解度高，而在低温下溶解度又很小。重结晶溶剂的沸点最好比被结晶物质的熔点低 50 ℃，否则易产生溶质液化分层现象。含有羟基、氨基而且熔点不太高的物质尽量不选择含氧或含氮溶剂，因为溶质与溶剂形成分子间氢键后很难析出。依达拉奉重结晶时，选择无水乙醇为溶剂，只能得到淡黄色晶体，无法得到文献记载的白色晶体。换苯/石油醚为溶剂后，能得到白色晶体，但因苯有剧毒，故不推荐使用。多次实验发现乙酸乙酯/无水乙醇体系较为合适。一般可以通过选择混合溶剂、控制冷却过程的方法提高重结晶回收率。

6. 答：可能的反应历程是

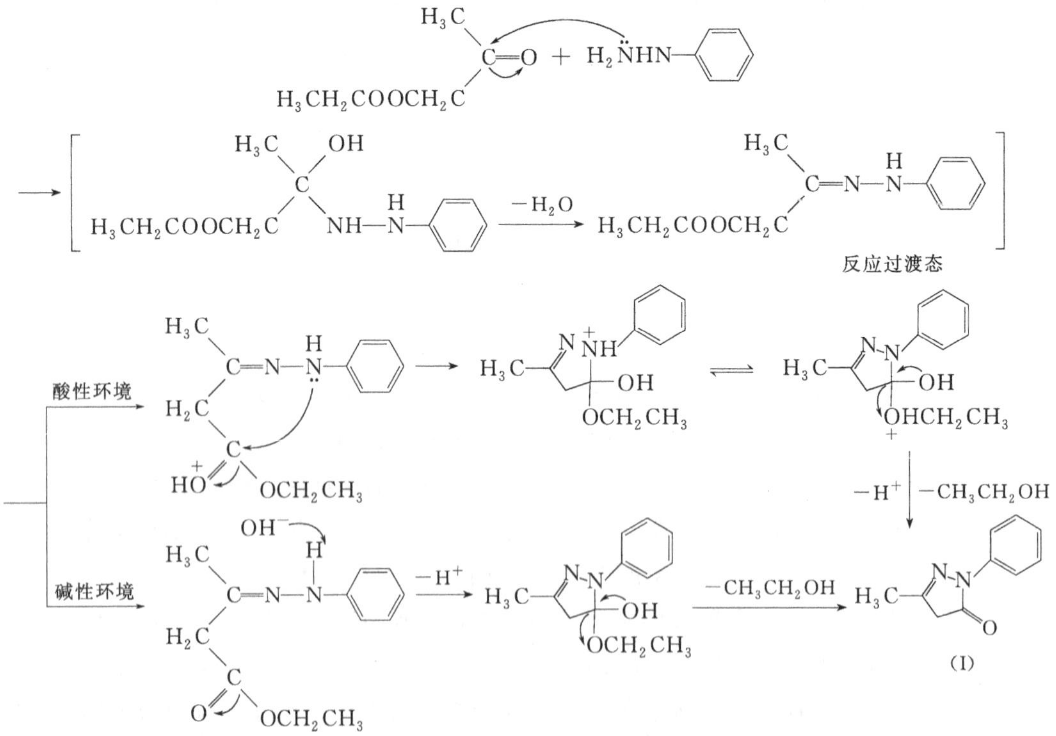

实验四　磺胺醋酰钠的制备

1. 答：pH＝7 时析出的固体是未反应的磺胺；pH＝5 时析出的是磺胺醋酰钠和双乙酰磺胺。

2. 答：双乙酰磺胺。原因：在 10％盐酸溶液中磺胺醋酰生成盐酸盐而溶解，而双乙酰磺胺由于结构中无游离的芳伯氨基，不能和盐酸成盐故析出。

3. 答：避免造成产物的水解。乙酸酐和 NaOH 同时加入时产生大量热而使温度急速上升，造成芳香氨基的氧化和磺胺醋酰的水解。

4. 答：便于观察反应是否完全进行。滴加 40％氢氧化钠溶液并调 pH 7～8 时可见溶液澄明，显示磺胺醋酰已生成磺胺醋酰钠，若有微量不溶物，可能是未除尽的副产物。氢氧化钠溶液切勿过量，因磺胺醋酰钠在强碱性溶液中和受热情况下，易氧化水解而致产量和质量下降。

5. 答：因磺胺醋酰钠水溶性大，由磺胺醋酰制备其钠盐时若 22.5％ NaOH 的量多，则损失很大。必要时可加少量丙酮，使磺胺醋酰钠析出。所以将磺胺醋酰制成钠盐时，必须要严格控制 22.5％ NaOH 溶液的用量。

6. 答：因碱度过大，双乙酰磺胺易水解成磺胺，且易引起磺胺醋酰水解成磺胺，所以反应碱性过强，其结果是磺胺较多，磺胺醋酰次之，双乙酰磺胺较少；而碱度过小时，反应过程中易生成较多的 N-乙酰磺胺，且双乙酰磺胺分子结构中的 N-乙酰基不易水解下来，所以碱性过弱，其结果是双乙酰磺胺较多，磺胺醋酰次之，磺胺较少。

7. 答：理化性质：磺胺类药物一般为白色或微黄色结晶性粉末；无臭，无味；具有一定熔点；难溶于水，可溶于丙酮或乙醇。

本实验利用：

① 酸碱性：因本类药物分子中有芳香伯胺，呈弱碱性；有磺酰氨基，显弱酸性，故本类药物呈酸碱两性，可与酸或碱成盐而溶于水。

② 自动氧化反应：本类药物含芳香伯胺，易被空气氧化。

③ 芳香伯胺反应：磺胺类药物含芳香伯胺，在酸性溶液中，与亚硝酸钠作用，可进行重氮化反应，利用此性质可测定磺胺类药物的含量。生成的重氮盐在碱性条件下，生成橙红色偶氮化合物，可作本类药物的鉴别反应。

④ 与芳醛缩合反应：芳香伯胺能与多种芳醛（如对二甲氨基苯甲醛、香草醛等）缩合成具体有颜色的希夫碱。

⑤ 铜盐反应：磺酰氨基上的氢原子，可被金属离子（如铜、银、钴等）取代，生成不同颜色的难溶性沉淀，可用于鉴别。

8. 答：通过利用主产物和副产物的解离常数不同，在不同 pH 条件下分别令主产物溶于溶剂而副产物不溶，过滤后弃去固体；或者主产物不溶而副产物溶解，过滤后弃去溶液。

9. 常见的磺胺类化合物的制备方法有 2 种。

方法 1：乙烯基乙醚法

$$HC\equiv CH + C_2H_5OH \xrightarrow[180\ ℃]{KOH\text{-}CaO} H_2C=CH-OC_2H_5 \xrightarrow{(CH_3)_2CONH_2/PCl_3}$$

$$\left[\begin{matrix} H_3C \\ \\ H_3C \end{matrix} \overset{+}{N}=CH-CH=CHOC_2H_5\right] PClO^- \xrightarrow[CH_3ONa]{H_2N-\bigcirc-SO_2NHC(\overset{NH}{\underset{NH_2}{}})}$$

$$H_2N-\bigcirc-SO_2NH-\bigcirc\!\!\!\!\!\!\!\!\binom{N}{N}$$

方法 2：丙炔醇法

$$HC \equiv CH + HCHO \xrightarrow[180\ ℃]{KOH\text{-}CaO} H_2C = CH - CH_2OH \xrightarrow{NH(C_2H_5)_2, O_2, MnO_2}$$

$$\underset{C_2H_5}{\overset{C_2H_5}{N}} - CH - CH = CH - CHO \xrightarrow[CH_3ONa]{H_2N - \bigcirc - SO_2NH - C(=NH)NH_2}$$

$$H_2N - \bigcirc - SO_2 - \underset{}{N}^{Na} \xrightarrow[]{} \text{(嘧啶环)} \xrightarrow{H^+, CH_3COOH, HCl, Ca(OH)_2} H_2N - \bigcirc - SO_2NH - \text{(嘧啶环)}$$

实验五　盐酸普鲁卡因的合成

1. 答：硝基比氨基稳定，并且芳伯氨基不稳定，很容易氧化。

2. 答：①二甲苯和水形成共沸混合物，将生成的水不断除去，从而打破平衡，使反应向反应物生成方向移动，提高产率。②二甲苯的毒性比较小。

3. 答：(1) 以免芳氨基成盐或者氧化；(2) 铁粉会转化为 $Fe(OH)_2$（绿色沉淀），继而转化为 $Fe(OH)_3$（棕色沉淀），然后形成 Fe_3O_4（棕黑色沉淀）。因此反应过程中经历绿色、棕色、棕黑色的颜色变化。

4. 答：除去多余的铁盐。

5. 答：盐酸普鲁卡因易溶于水，成盐时所用仪器必须干燥，采用异丙醇作为成盐溶剂，可以大大提高产率。盐酸普鲁卡因虽然在乙醇中也微溶，但实验中发现普鲁卡因在乙醇中成盐酸盐时析出速率慢，故成盐溶剂选用异丙醇。

实验六　氟哌酸的合成

1. (1) 答：①浓硝酸和浓硫酸，特点：常用廉价，适用于芳香族物质且加热。②乙酰基硝酸酯，特点：用于杂环的硝化且在低温下进行。③硝酸，N_2O_5、硝𬭩盐等，大多数情况下活泼质点为硝酰阳离子 NO_2^+。

(2) 答：不能，浓硫酸的密度大，并且溶解时放出大量热，防止液滴飞溅伤人。

(3) 答：颜色不再加深，即硝基苯不再增加。

2. (1) 答：严格控制无水操作。

(2) 答：双取代的副产物增多，因此要严格控制反应时间。

(3) 答：①二甲基亚砜能与水混合，可用分子筛长期放置加以干燥。然后减压蒸馏，收集 76 ℃/1600 Pa（12 mmHg）馏分。蒸馏时，温度不可高于 90 ℃，以 80 ℃为宜，否则会发生歧化反应生成二甲砜和二甲硫醚。也可用氧化钙、氢化钙、氧化钡或无水硫酸钡来干燥（方法是在固体中回流几小时），然后减压蒸馏，注意充入氮气作为保护气。②将 DMSO 用适量氢化钙（一般 10% 左右）干燥，然后，过滤除掉固体物，减压蒸馏后即得到 DMSO。不要常压蒸馏。若产物在水相，可以考虑产物是否具备其他的溶解性。如果产物可以与烷烃或卤代烷形成溶液，可以用烷烃或卤代烷把产物萃取出来，再对剩余的二甲基亚砜粗品做上述处理。

3.（1）答：效果会变差。纯铁粉不易搅拌，易结块。硅铁粉使得铁分散在硅的表面，形成疏松多孔的结构，铁可以与反应物充分接触。另外，该反应为氧化还原反应，构成铁硅原电池可以加快反应速率。

（2）答：活泼金属 Fe 或 Zn 与盐酸还有 $LiAlH_4$、$NaBH_4$ 是化学还原。H_2 在 Pt 或 Pd 下催化加氢，但反应选择性差。一般来说化学还原方便，但后处理难；催化加氢麻烦但后处理易。常用的有：

① Fe 或 Zn＋HCl，还原性过强，有醛基时不能使用此法。

② Fe-$FeSO_4$＋H_2SO_4，通常用于酸性介质中还原脂肪族硝基化合物。

③ $SnCl_2$＋HCl，可避免醛的还原。

④ H_2S＋NH_4OH，该方法的特点是：如果有二硝基化合物，控制用量，可以仅还原某一位置的硝基。

⑤ 催化加氢，保险粉，Fe/Zn＋HCl，NH_4SH 选择还原硝基。

⑥ NaHS 在还原邻二硝基时，只还原一个。

（3）答：溶液 pH 不再变化。

（4）答：减少副反应的发生。比如：糊化反应、反应过度（生成联苯）。

（5）答：方法：调 pH、萃取。

优缺点：略

4.（1）答：注意事项：①被蒸馏液体中若含有低沸点物质时，通常先进行普通蒸馏，再进行水泵减压蒸馏，而油泵减压蒸馏应在水泵减压蒸馏后进行。②在系统充分抽空后通冷凝水，再加热（一般用油浴）蒸馏，一旦减压蒸馏开始，就应密切注意蒸馏情况，调整体系内压，记录压力和相应的沸点值，根据要求，收集不同馏分。③旋开螺旋夹和打开安全瓶均不能太快，否则水银柱会很快上升，可能冲破测压计。④必须待内外压力平衡后，才可关闭油泵，以免抽气泵中的油倒吸入干燥塔。最后按照与安装相反的程序拆除仪器。⑤反应中 EMME 对温度比较敏感。不按操作规程，会导致回流温度过高，原料在更高温度下会导致过度反应，从而降低产率，也可能引起爆炸。

（2）答：$AlCl_3$、BF_3、EtOEt、$FeCl_3$ 等。

5.（1）答：反应历程：

（2）答：高温浴装置：水浴、油浴、沙浴。

注意事项：

① 严格控制温度，保证冷凝回流。

② 反应瓶压力不宜过大。

③ 搅拌要充分。

④ 注意防护高温对人体的辐射。

⑤ 熟悉高温装置的使用方法，并细心地进行操作。

⑥ 使用高温装置的实验，要求在防火建筑内或配备有防火设施的室内进行，并保持室内通风良好。

⑦ 按照实验性质，配备最合适的灭火设备——如粉末、泡沫或二氧化碳灭火器等。

⑧ 不得已必须将高温炉之类高温装置置于耐热性差的实验台上进行实验时，装置与台面之间要保留 1 cm 以上的间隙，以防台面着火。

⑨ 按照操作温度的不同，选用合适的容器材料和耐火材料。

⑩ 高温实验禁止接触水。如果在高温物体中一混入水，水即急剧汽化，发生所谓水蒸气爆炸。高温物质落入水中时，也同样产生大量爆炸性的水蒸气而四处飞溅。

6. (1) 答：①格氏试剂，亲电性强；②乙醛；乙醇（硫酸二乙酯，磷酸三乙酯，对甲苯磺酸乙酯较乙醇活性好）；③环氧乙烷；溴乙烷；乙烯，经济耐用。

(2) 答：氯乙烷和苯环发生傅克烷基化、溴乙烷和碱生成乙烯、α,β-不饱和羰基化合物发生迈克尔加成。

(3) 答：减少溴乙烷挥发，逐滴加入，充分搅拌。冷凝管流速增大，冷凝管加长。

(4) 答：发生水解反应。

7. (1) 答：①水解错位，氯原子水解或氟原子水解；②氟原子水解后的苯酚衍生物使得苯环电子云密度增大，不易制得氟哌酸。氯原子水解后，活性反应位点发生变化，不易制得氟哌酸。

(2) 答：现象：分层。因为有羧基。pH 在 6 以上是盐，溶于水；pH 在 6 以下是有机物，不溶于水。

8. (1) 答：作用：缚酸剂，吡啶是碱，反应需要消耗氯化氢，发生中和反应，使反应正向进行。

优点：反应易于进行，易于纯化，产率高。

缺点：苯环不易脱去氯。六元环有两个 N，F 反应物有两个活性位点，容易与两分子苯环发生反应，生成副产物。

(2) 答：可以分离出未反应的六元环；精制方法：调 pH 值萃取、蒸馏（副产物多，效果差）。

(3) 略

(4) 略

9. (1) 答：搅拌快，温度分布均匀，容易生成络合物，不易生成酯。

(2) 答：反应体系中主要有未反应的乙基物、未反应的硼螯合物，以及反应产物和反应后螯合物脱下来的小分子。

10. (1) 答：路线一：全合成，单耗较大，产率低，操作容易。

路线二：步骤少，单耗小，产率高，操作难，硼要防止人中毒。

(2) 答：DMF、THF、THP。

实验七 不对称1,4-二氢吡啶类化合物的绿色合成

1. 答：机理：在该反应中，达米酮首先与芳醛发生 Knoevenagl 缩合反应，而乙酰乙酸乙酯则与醋酸铵分解出的氨发生胺化，生成烯胺。烯胺与缩合产物发生 Michael 加成，再经历互变异构、环化、脱水等一系列反应，得到最终产物，其过程如下：

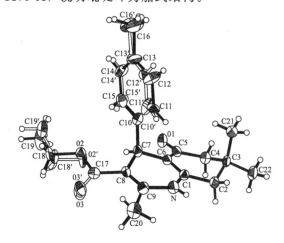

2. 答：因为达米酮的 $pK_a = 5.2$，乙酰乙酸酯的 $pK_a = 10.65$，所以达米酮活性亚甲基上的氢的酸性比乙酰乙酸乙酯的强，因此达米酮优先反应。

3. 答：TEBA，即苄基三乙基氯化铵，是一种相转移催化剂。没有相转移催化剂，该反应不能进行。

4. 答：红外分光光度法、高分辨质谱法、单晶 X 射线衍射法。

为了进一步确证产物结构，我们培养并测定了化合物单晶。在分子结构中，C(1)-C(2)-C(3)-C(4)-C(5)-C(6)形成一个六元环，其中 C(1)、C(2)、C(4)、C(5)、C(6)组成平面Ⅰ，原子 C(3)偏离平面，其偏离平面值是 0.6337 Å，该六元环为半椅式构象。C(1)、C(6)、C(8)、C(9)在一个平面上，构成平面Ⅱ，C(7)偏离平面Ⅱ的距离为 0.2858 Å，N(1) 偏离平面Ⅱ的距离为 0.1179 Å，说明吡啶环为船式结构。

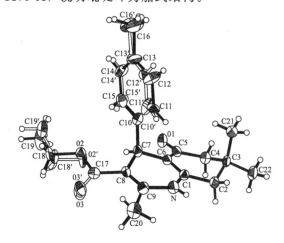

5. 答：其他制备方法如下。

$$ArCH_2O + CH_3COCH_2COOC_2H_5 + \underset{OCH_3}{\overset{NH_2\ O}{\diagup}} \xrightarrow[90\ ℃]{TEBA,H_2O} \underset{H}{\overset{O\ \ Ar\ \ O}{CH_3O\diagdown N\diagup OC_2H_5}}$$

实验八　贝诺酯的合成

1. 酰氯化反应一般会剧烈放热，所以在反应过程中一定要控制滴加的顺序和滴加的温度控制，防止喷料。气味很大，因为有酸性气体二氧化硫和 HCl 释放，所以一定要做好尾气吸收，必须在通风橱反应。反应的装置上要有干燥管。经典的酯化反应是加入浓硫酸催化酸和醇的反应，要小心浓硫酸的腐蚀性、强氧化性和强酸性。

2. 答：整个反应都要在碱性条件下进行，pH 必须要在 10 以上。反应是要先将对乙酰氨基酚变成钠盐再和第一步的产物乙酰水杨酰氯反应，而且在加完第一步的反应产物后的反应过程中，要不断监测 pH，并用氢氧化钠溶液不断调 pH 值以控制反应。

3. 答：扑炎痛制备采用 Schotten-Baumann 方法酯化，即乙酰水杨酰氯与对乙酰氨基酚钠缩合酯化。由于对乙酰氨基酚的酚羟基与苯环共轭，加之苯环上又有吸电子的乙酰氨基，因此酚羟基上电子云密度较低，亲核反应性较弱；成盐后酚羟基氧原子电子云密度增高，有利于亲核反应；此外，酚钠成酯，还可避免生成氯化氢，使生成的酯键水解。

实验九　盐酸苯海索的制备

1. 答：加入碘的作用是引发反应，亲电反应。

2. 答：（1）哌啶盐酸盐可以释放出游离的氯化氢，保证酸性环境，激活羰基碳，促进曼尼希反应的发生。（2）用游离碱不可以，碱性条件下，会与二级胺竞争羰基碳的位置，不利于曼尼希反应的发生，降低产率。